당뇨 환자의 눈관리

당뇨 환자의 눈관리

대표저자 **허걸**

고려대학교 의과대학 안과학교실

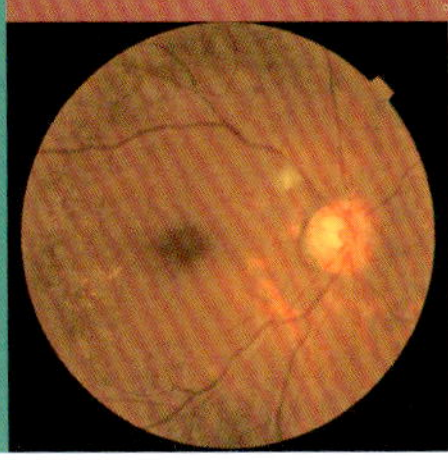

KOREA
UNIVERSITY
PRESS
고려대학교
출판문화원

| 책머리에 |

당뇨!

참 무서운 병입니다.

별 증상도 없이 슬금슬금 몸을 갉아먹다가 눈도 멀게 합니다.

그것도 갑자기 말입니다.

몸이 천 냥이면 눈은 구백 냥이라 하였습니다.

무심코 살다가 갑자기 보이지 않게 된다면 그 황당함과 절망감은 이루 말할 수 없겠지요. 살아도 사는 게 아닐 것입니다.

많은 당뇨 환자들이 이런 사실을 알지 못하거나, 알아도 설마 나는 괜찮겠지 하면서 지내는 분들이 많습니다. 그러다 갑자기 안 보이면 그제서야 안과를 찾게 되고 당뇨합병증으로 망막이 많이 망가졌다는 청천벽력 같은 소리를 듣게 됩니다.

충격입니다.

그리고 이어서 수많은 의문들이 머릿속을 어지럽힙니다. 왜 이런 일이 생겼는지, 지금 상태가 어떤지, 치료방법은 있는지, 시력은 회복될 수 있는지, 앞으로 어떻게 해야 하는지, 당뇨가 오래되긴 했지만 지금껏 보는 데 아무 이상이 없었는데 왜 갑자기 이런지 등등 참으로 많은 것들이 궁금해지고 절박해집니다.

짧은 진료 시간에 의사가 나름대로 열심히 설명을 하느라고 하지만 도통 이해하기가 힘듭니다. 당뇨망막병증이란 병명 자체가 도대체 무슨 말인지, 망막이란 또 뭔지, 미세혈관 합병증이 뭔지, 레이저 치료를 한다는데 그건 또 뭔지, 유리체절제술이란 수술을 해야 한다는데 유리체가 무엇이며 어떻게 한다는 건지, 수술 결과가 어떻게 될 것인지…

참 설명이 어렵습니다. 이해하기가 힘듭니다.

삼십 년 가까이 안과 의사로서, 망막전문의로서 수많은 당뇨망막병증 환자들을 진료하였습니다. 감당하기 버거울 만큼 많은 환자에게 진료 시간을 충분히 할애할 수 없는 진료 현실에서 나름대로 이해하기 쉽게 설명하느라고 했지만 환자 입장에서는 알아듣기 힘들고 불만스러웠을 것입니다.

설령 좀 더 긴 시간 동안 보충 설명을 듣더라도 이해가 쉽지 않은 것은 분명합니다.

그것은 의학용어 자체가 어렵고 병의 발생 원인부터 진행과정을 의학지식이 부족한 일반인이 이해하기란 정말 힘들기 때문입니다.

이 책을 만든 목적이 바로 이런 데 있습니다.

의사의 설명을 대신하여 환자가 알고 싶은 것들을 가능한 한 알기 쉽고 자세하게 써서 많은 궁금증을 최대한 풀어 드리고자 노력하였습니다.

정보의 홍수 시대에도 정작 당뇨의 눈 합병증과 눈 관리에 관한 내용으로 일반인들이 이해하기 쉽게 쓰여진 책은 별로 눈에 띄지 않습니다.

진료 경험을 바탕으로 제자들과 힘을 합하여 만든 이 책이 그런 면에서 가치가 있다면 그보다 더한 기쁨이 없겠습니다.

당뇨병 환자는 자꾸 늘어나고 있습니다.

그에 따라 당뇨의 합병증인 당뇨망막병증도 늘어 갑니다.

이 병은 4대 실명 원인 중 맨 앞자리를 차지합니다.

그러나 모든 병이 그렇듯이 이 병도 조기에 발견하고 관리하면서 시기를 놓치지 않고 그때그때 적절한 치료를 받는다면 실명 확률을 낮출 수 있습니다. 그러므로 조기에 받는 정기적인 안과 검진이 무엇보다도 중요한 것입니다. 비록 불행히도 지금 당뇨를 앓고 계시더라도 다시 한 번 경각심을 일깨우십시오. 동시에 희망도 놓지 마시기 바랍니다.

관리를 잘 하면 실명은 막을 수 있으니까요.

책을 쓰면서 저희들은 크게 두 가지를 의도하였습니다. 대화체로 쉽게 써서 환자나 일반인들이 이해할 수 있도록 하자, 그리고 복잡한 전문 지식은 줄이면서 내용은 풍부하게 하자는 것이었습니다. 탈고하고 보니 그래도 읽기에 어려운 것 같아 스스로 불만스럽습니다. 저희 나름으로는 무진 애를 썼습니다만 독자들께서는 부족하다고 여기실지도 모르겠습니다.

덧붙여서 평소에 궁금하게 여기시는 전반적인 눈에 관한 상식이나 지식들을 선별하여 칼럼의 형태로 끼워 넣었습니다. 꽤 유용하리라고 생각합니다.

이 책을 펴내는 데에 누구보다 큰 도움을 주신 분들은 바로 저를 비롯한 필자들의 진료를 받으신 수많은 환자 여러분들입니다. 시력을 되찾아 의사로서의 크나큰 보람을 느끼게 해 주신 분들, 때로는 실명하여 깊은 좌절에 빠지게도 하셨던 분들, 바로 환자 여러분들입니다. 한 분 한 분께 깊이 감사드립니다.

더불어 진료 시간에 저희들의 설명을 불만스럽게 들으신 많은 환자분들께는 이 자리를 빌려 진심으로 사과의 말씀을 올립니다. 그런 분들께 부족하나마 이 책이 조금이라도 도움이 되기를 바라 마지않습니다.

건강하시고 행복하십시오.

2014년 가을

고려대학교 의과대학 안과 교수 허 걸

Contents

책머리에 • 4

| 첫 번째 이야기 | 당뇨 환자의 눈 관리 왜 중요한가? ... 009
— 유병률, 자연경과, 치료

| 두 번째 이야기 | 내 눈 속에 피가? ... 029
— 유리체출혈

| 세 번째 이야기 | 노안이 아니었나요? ... 049
— 소리 없이 차오른 물: 황반부종

| 네 번째 이야기 | 무엇이 문제인가? ... 073
— 눈 합병증의 원인

| 다섯 번째 이야기 | 예방의 첫걸음 ... 099
— 안과 의사와 친해지기, 안과 검진

| 여섯 번째 이야기 | 수술해도 되나요? ... 127
— 당뇨 환자의 백내장 수술

| 일곱 번째 이야기 | 원치 않는 손님들 ... 151
— 당뇨 환자들의 적, 녹내장

| 여덟 번째 이야기 | 무엇을 먹어야 하나? 175
— 당뇨 환자의 생활습관과 식이

| 아홉 번째 이야기 | 당뇨 합병증을 이긴 사람들 185

| 열 번째 이야기 | 이런 것들이 궁금해요 193

참고문헌 • 226

찾아보기 • 228

의학칼럼

1. 색맹? 색약? • 025
2. 빛과 색 • 026
3. 가을 하늘은 왜 파랄까 • 045
4. 3D TV와 입체시 • 047
5. 영아의 눈과 모빌, 그리고 우리 아기의 시력 발달 • 066
6. 눈 CT? 안과 검사 • 068
7. 눈이 떨려요 • 094
8. 근시는 병이다 • 095
9. 눈중풍? • 122
10. 눈에 이상한 것이 보여요(비문증) • 124
11. 미숙아의 눈 건강 • 146
12. 눈에도 포도가 있다?(포도막염) • 148
13. 스키와 눈 건강 • 172
14. 유행성 눈병 • 183

chapter 1

당뇨 환자의 눈 관리 왜 중요한가?

유병률, 자연경과, 치료

첫 번째 이야기

당뇨 환자의 눈 관리 왜 중요한가?

– 유병률, 자연경과, 치료

눈에 오는 불청객 — 당뇨망막병증

● 최근 발표된 우리나라의 국민건강영양평가 조사에 의하면 우리나라 30세 이상 성인의 9.7%가 당뇨를 앓고 있는 것으로 집계되었습니다. 즉 30세 이상의 성인 10명 중 1명이 당뇨를 앓고 있는 것입니다. 나이별로 보면 30대에서는 2.8%, 40대에는 6.6%, 50대는 13.1%, 60대는 17.6%, 70대는 23.4%로 조사되어 60대를 넘으면 5명 중 한 명이 당뇨라는 것이니 이제 우리나라에서도 당뇨가 가장 중요한 만성병이 된 지 오래입니다.

성인의 1/10, 노년의 1/5이 당뇨를 앓고 있지만 당뇨 때문에 시력을 잃을 수 있다는 것을 정확히 알고 있는 분은 생각보다 많지 않습니다. 당뇨에 의한 눈 합병증은 증상이 상당히 진행된 뒤에야 나타날 수 있기 때문이며, 이 때문에 정기적인 눈 검사가 반드시 필요한 것입니다.

당뇨망막병증은 성인이 시력을 잃게 되는 가장 주요한 원인입니다. 그러므로 당뇨병을 앓고 있는 분들은 눈에 합병증이 생겼는지 확인하기 위해 반드시 정기적으로 안과 검사를 받아야 합니다. 환자에 따라 1년에 한 번씩 또 어떤 분은 3개월에 한 번씩 안과를 방문하여 혹시 눈에 합병증이 생기지 않았는지 검사를 받아야 합니다. 정기 검사를 받는 것이 눈 건강에 얼마나 중요한지를 이해하는 것이 당뇨 눈 관리의 첫 걸음입니다.

요즘에는 처음 눈을 검사받기 위하여 안과에 오는 분들 대부분이 당뇨병을 진단받은 지 얼마 되지 않은 경우가 많지만, 과거에는 상당히 오랜 기간 당뇨병을 앓아왔으면서도 눈 검사는 한 번도 받아 보지 않은 분들이 많았습니다. 눈에는 이미 심한 당뇨 합병증이 찾아왔고, 안과를 찾게 된 이유도 눈이 잘 보이지 않아서인 경우가 많았습니다. 정기적인 검사를 위해서 안과를 찾아온 분들에 비하여 이미 눈에 증상이 생긴 후에 방문한 분들의 경우 눈의 상태도 심각하고 치료에도 많은 어려움을 겪고 있습니다.

내 눈에 당뇨가 왔을까?

● 당뇨로 정기적인 눈 검사를 받는 환자분들이 제일 먼저 하는 질문은 내 눈에 당뇨가 왔느냐는 것입니다(그림 1). 정기적으로 눈 검사를 받는 분들은 눈에 오는 당뇨의 심각함을 잘 알고 있는 분들이 많고 그 때문에 많은 걱정을 하며 검사를 받기도 합니다. 우리나라 전체 30세 이상 성인의 약 9.7%가 당뇨 환자임을 생각하면 당뇨로 인한 당뇨망막병증이 흔한 것은 그리 놀라운 일도 아닙니다. 중요한 것은 당뇨병을 앓게 되면 언젠가는 결국 눈에 이상이 온다는 사실입니다. 당뇨 환자들 중 당뇨망막병증의 유병률은 30세 이상 성인의

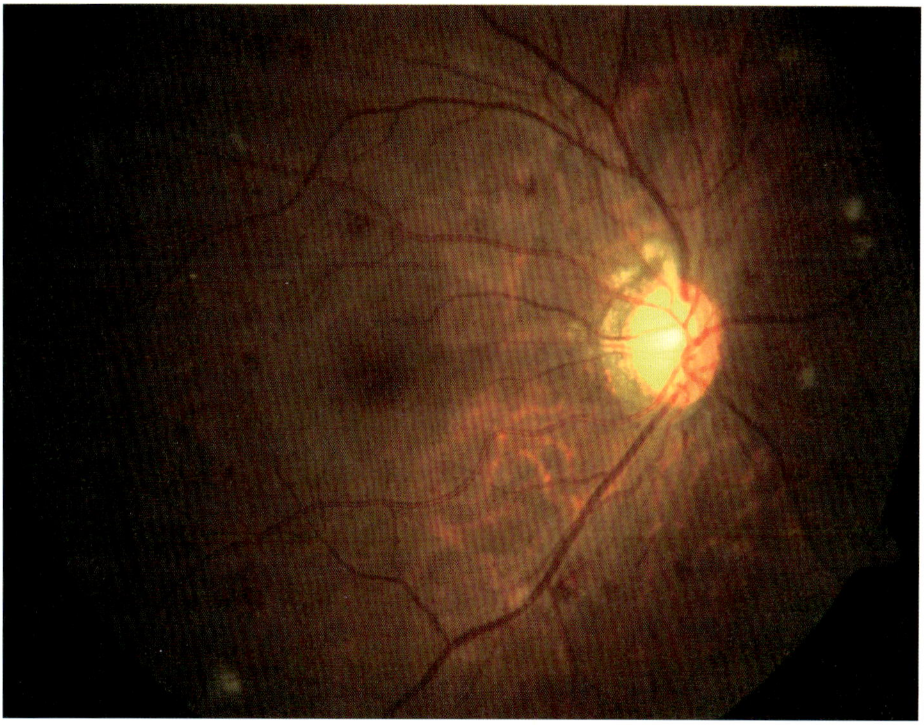

그림 1 당뇨망막병증. 당뇨에 의한 눈 합병증으로 망막출혈이 발생한 것이 관찰된다

16.1%, 40세 이상은 15.1%, 그리고 65세 이상은 20.1%로 조사되어 당뇨병을 진단받은 사람의 약 15–20%는 이미 당뇨망막병증을 가지고 있다고 보면 됩니다.

당뇨를 앓게 되면 결국 실명하게 되는 것일까요? 안타깝게도 당뇨를 15년 정도 앓게 되면 실명하는 사람들이 생긴다고 합니다. 외국의 자료에 의하면 새로 발생하는 실명의 약 10%가 당뇨 때문이라고 합니다. 15년에서 20년 사이에는 약 3%, 그리고 30년 이상 당뇨를 앓고 있는 인슐린 의존성 당뇨 환자의 약 12%가 실명 상태라고 조사된 바 있습니다. 비록 이것은 외국의 연구 결과이나 우리나라의 경우도 큰 차이는 없을 것입니다. 당뇨를 오래 앓게 되면 그중의 일부는 결국 실명을 경험한다는 것은

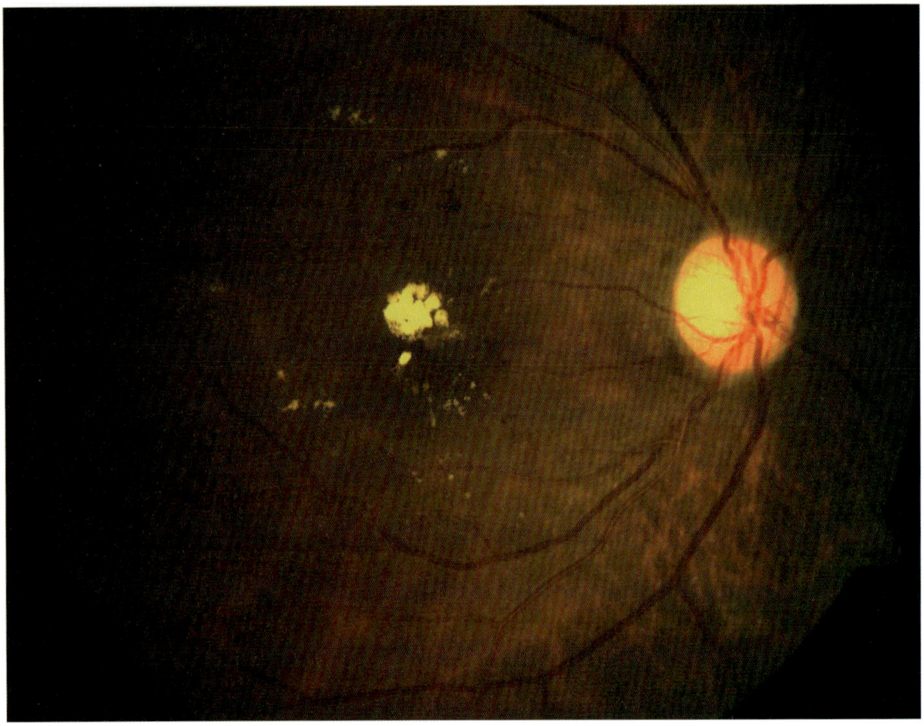

그림 2 경성삼출물. 당뇨병에 의한 합병증으로 눈 속에 지방이 새어 나온 것이 관찰된다

동양인과 서양인에 차이가 없다는 것입니다. 당뇨에 의한 당뇨망막병증을 앓고 있는 사람이 그렇지 않은 사람보다 무려 30배 정도 더 실명할 가능성이 높다는 것은 당뇨에 의한 당뇨망막병증이 얼마나 심각한 것인가를 직접적으로 이야기해 주는 것이라 할 수 있습니다.

당뇨로 인한 실명의 남녀 간 차이는 크지 않다고 합니다. 서양의 연구에서는 여자가 남자보다 가능성이 조금 더 높은 경향은 있다고 하나, 남녀 간의 차이보다는 당뇨를 앓은 기간이 더 큰 위험요소입니다. 나이보다 당뇨병을 앓은 기간이 더 중요합니다. 당뇨 진단 당시 눈에 생긴 합병증의 유무를 조사하여 보면, 젊어서 당뇨가 생긴 사람에 비하여 나이가 들어서 당뇨가 생긴 사람에게서 당뇨망막병증이 더 흔히 발견됩니다. 그러나 성인에게 발병하는 2형 당뇨만 생각한다면, 그리고 다른 위험 인자들을 제하고 보면 당뇨망막병증의 발생은 진단 당시의 나이가 젊을수록 더 빈도가 높습니다. 즉, 2형 당뇨로 처음 진단받아서 안과 검사를 받게 되는 환자들은 나이가 젊은 사람일수록 당뇨망막병증으로 진단받는 경우가 더 많습니다. 실제로 안과를 찾아오는 당뇨 환자들 중에는 나이가 젊은데 당뇨망막병증이 이미 심하게 진행되어 바로 수술을 결정해야 하는 경우가 많습니다. 이것은 나이가 젊다는 것이 당뇨에서는 반드시 유리하지는 않다는 것을 의미합니다. 젊은 당뇨 환자들의 눈의 상태가 더 좋지 않은 경우가 많은 것은 아마도 혈당 조절을 잘 하지 않는 경우가 많아서일 것입니다. 대부분 바로 수술을 하게 되는 젊은 환자들은 당뇨를 알고 있으면서도 당뇨 조절을 잘 하지 않고 살다가 눈이 잘 보이지 않아서 내과와 안과를 찾게 된 경우가 많습니다. 실제로 국민건강영양평가 조사 결과에 의하면 당뇨 환자의 73%가 자신이 당뇨인 줄 알고 있으나, 실제 치료를 받고 있는 경우는 59.1%에 불과한 것으로 알려졌습니다. 즉 나머지 분들은 치료를 받지 않고 있다는 것입니다.

혈당을 조절하지 않으면 당뇨로 인한 눈의 합병증이 더 쉽게 생긴다는 것은 많은 연구를 통하여 이미 잘 알려져 있습니다. 그것은 1형 당뇨나 2형 당뇨 모두 동일합니다. 1형 당뇨에서 당뇨를 열심히 조절하면 눈 속에 피가 나거나 물이 차서 수술을 하게 되는 확률을 줄일 수 있습니다. 2형 당뇨의 경우도 당뇨망막병증 때문에 눈 속에 레이저 치료를 받아야 하는 경우를 약 30% 정도 더 줄일 수 있다고 하니 혈당을 잘 조절하는 것이 얼마나 중요한지 아무리 강조해도 지나치지 않을 것입니다.

만일 고혈압을 갖고 있다면 당 조절과 혈압 조절 두 가지 모두에 더욱 주의를 기울여야 합니다. 우리나라 성인의 고혈압 유병률은 30세 이상에서 약 30%에 가깝다고 합니다. 이는 미국과 비슷한 수치로 우리나라가 고혈압의 안전지대가 아니라는 것을 말해 주는 것입니다. 당뇨 환자에게 고혈압은 당뇨로 인한 망막병증을 더 빨리 악화시키는 요인이 됩니다. 반면에 혈압을 잘 조절하면, 당뇨로 인한 레이저 치료를 받아야 할 정도로 눈의 상태가 심해지는 것을 35% 정도 감소시킬 수 있다고 하니, 특히 당뇨를 갖고 있는 분들에게 혈압 조절이 얼마나 중요한지 새삼 강조하지 않을 수 없습니다. 혈압뿐 아니라 고지혈증 역시 당뇨를 악화시킵니다. 특히 몸에 좋지 않은 저밀도지질단백(LDL, low-density lipoproteins)이 높은 경우는 망막의 경성삼출물(hard exudate) 침착을, 트라이글리세라이드(triglycerides)가 높은 경우는 망막병증의 진행을 가속화시킨다고 알려져 있습니다(그림 2).

이미 당뇨가 눈에 왔다면?

● 당뇨가 이미 눈에 왔다면 앞으로 어떻게 될까? 사고를 당하거나 또는 급성질환에 걸려 위험에 처한 경우와 달리 만성질환을 갖고 있는 경우는 지금 당장의 걱정만큼이나 미래에 대한 걱정도 동시에 하게 됩니다. 질병의 성격상 만성질환은 서서히 진행하지만 언젠가는 대부분의 사람들이 만성질환에 의한 합병증을 겪게 됩니다. 당뇨에 의한 눈의 합병증도 마찬가지입니다. 당뇨를 오래 앓다 보면 언젠가는 눈에도 이상이 오게 됩니다. 그 시기가 언제인지 그리고 그 시기를 늦출 수 있는지가 중요한 이유도 바로 이 때문입니다.

대체로 당뇨를 10년에서 15년 정도 앓게 되면 그중의 20–40%가, 그리고 15년에서 30년 정도 되면 60–95% 정도가 눈에 당뇨 합병증이 온다고 합니다. 의사들은 일단 눈에 당뇨 합병증이 발생한 경우 눈의 상태를 여러 가지 단계로 나누어 평가하고 치료하지만, 이를 크게 둘로 나누어 보면 눈 속에 새로운 혈관이 생겼는가 아닌가 하는

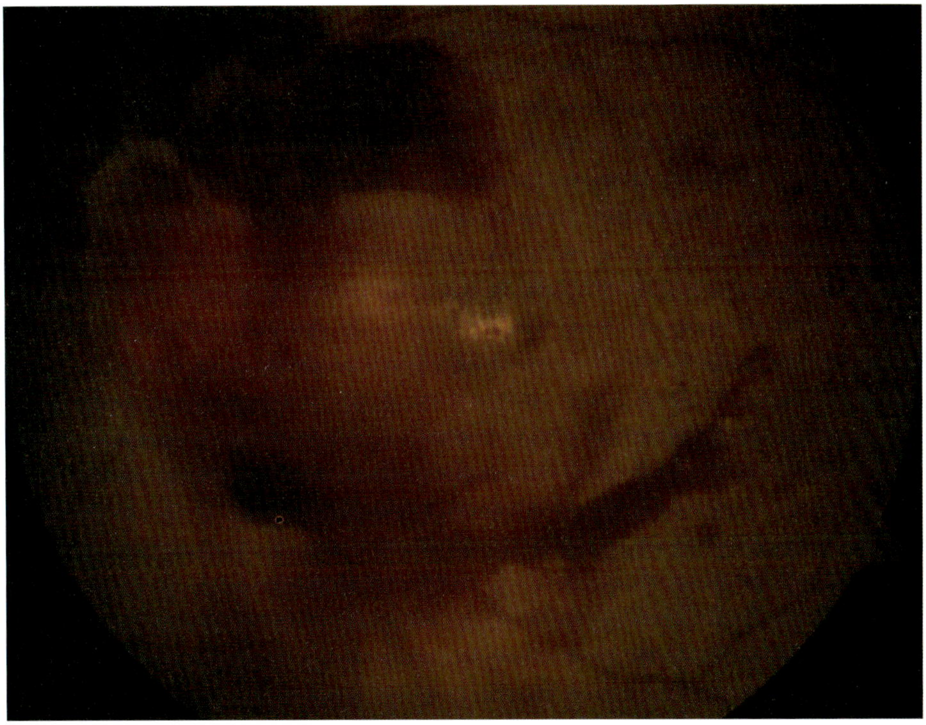

그림 3 유리체출혈. 당뇨에 의한 합병증으로 눈 속에 출혈이 매우 심하게 발생한 것이 관찰된다

것입니다. 새로운 혈관이 생기면 눈 속에 피가 나서 떠다니게 되기 쉬운데, 이렇게 되었는데도 치료를 하지 않고 그대로 둔다면 그중의 절반은 5년 내에 실명하게 되기 때문입니다(그림 3, 4). 당뇨망막병증이 심해져서 눈 속으로 새로운 혈관이 생기는 것을 증식당뇨망막병증이라 부릅니다. 증식당뇨망막병증은 눈의 합병증이 매우 심한 상태가 되었다는 것을 가리킵니다. 실제로 혈관이 증식기에 접어들면 눈 속에는 새로 생긴 혈관의 파열에 의한 출혈이 빈번하게 되고, 곧 실명의 위험에 처하게 되며 혈관의 증식 정도에 따라서 차이는 있지만 치료를 받지 않은 경우, 2년 내에는 약 26%, 5년 내에는 절반이 실명하게 됩니다.

이러한 시간에 따른 단계적 진행과는 다르게 언제라도 생길 수 있는 심각한 합병증도 있습니다. 눈 속에 생기는 부종이 그것으로, 눈 속에 출혈이 생기는 것 외에 당뇨 때문에 시력이 떨어지게 되는 대표적인 원인 중의 하나입니다. 부종이라 함은 일반적으로 물이 차는 것을 말하는데, 당뇨황반부종도 이와 같이 결국 눈 속에 물이 차는 것을 일컫는 말입니다. 뇌가 부으면 뇌부종이라 부르는데, 뇌가 부으면 의식이 희미해지고 행동이 어눌해지며 심하면 정신을 잃기도 합니다. 망막은 비록 눈 속에 있지만 뇌조직의 일부이며 망막이 부으면 뇌가 붓는 것처럼 신경 계통의 증상이 나타나게 됩니다. 그 결과 사물을 보는 능력이 떨어지며 시야가 흐려지고 심하면 시력을 잃게 됩니다. 출혈에 의한 시력의 감소는 처음에는 출혈 자체가 빛이 눈 속에 들어오지 못하게 가로막아서 생기지만, 출혈이 심해지면 망막 자체에 손상을 입히게 되고 결국 신경조직인 망막세포를 망가뜨려 시력을 잃게 만듭니다. 이와는 다르게 망막의 부종은 처음부터 망막세포에 손상을 유발하며, 뇌세포가 부어서 망가지는 것처럼 망막의 신경세포도 같은 길을 걷게 됩니다.

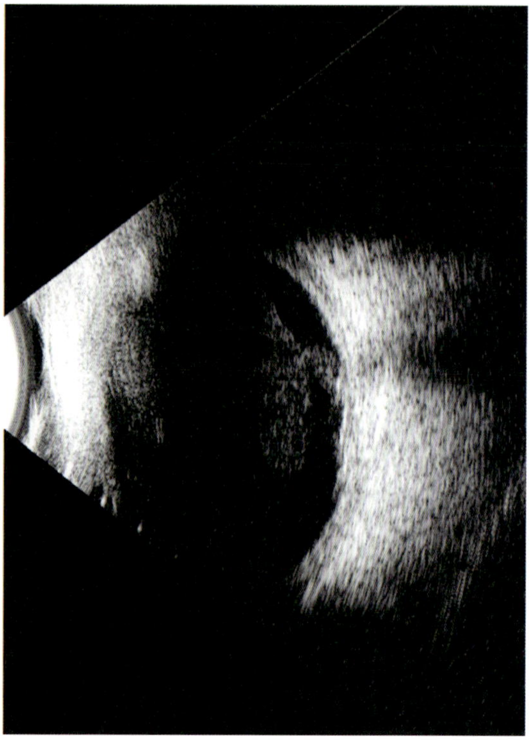

그림 4 유리체출혈이 발생한 눈의 초음파 사진

이처럼 당뇨가 있으면 망막에 물이 찰 수 있습니다. 그리고 그것은 곧 실명으로 이어질 수 있습니다. 실제로 심한 부종이 있으나 치료를 하지 않을 경우 3년 내에 30%

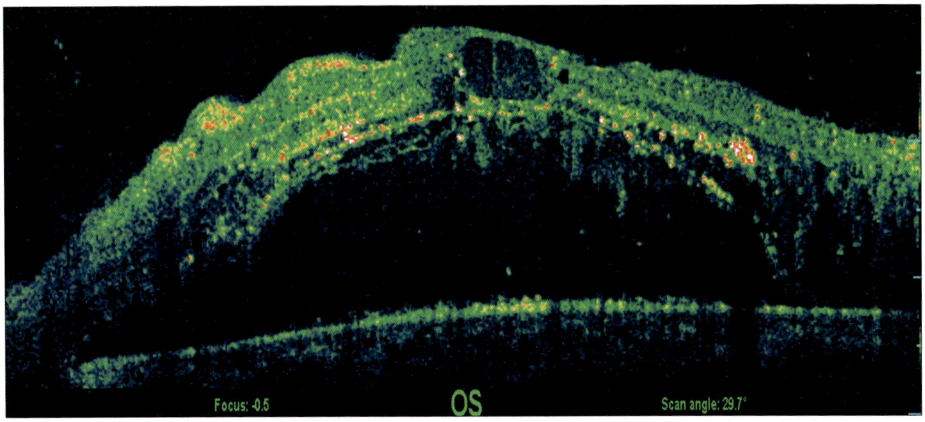

그림 5 황반부종. 당뇨에 의한 눈 합병증으로 망막이 심하게 부은 모습을 하고 있다

의 확률로 시력 저하를 경험하게 된다고 합니다(그림 5). 어려운 점은 이러한 신경의 손상으로 인한 시력 저하는 돌이키기 매우 어렵다는 데 있습니다. 이는 망막은 중추신경계의 신경세포인데, 현재까지 중추신경은 이식하거나 대체할 수 있는 기관이 아니기 때문입니다. 언젠가 뇌를 이식할 수 있다면 모를까, 아직은 어려운 이야기일 뿐입니다. 전체 당뇨 환자의 10% 정도가, 그리고 20년 이상 당뇨를 앓은 사람들은 25% 정도가 당뇨황반부종을 경험한다고 합니다. 문제는 이에 대한 치료가 아직은 쉽지 않다는 것입니다.

당뇨병을 앓고 있는 환자에게 혈액순환에서의 변화, 고혈당과 관련한 변화, 산화물질에 의한 혈관 손상 등은 당뇨망막병증의 발생에 영향을 줍니다. 이와 관련하여 현재 당뇨망막병증 환자들에게 여러 종류의 약이 사용되고 있습니다. 그중 칼슘 도베실레이트(독시움®)는 혈액순환을 돕고, 혈관 보호 작용을 하는 것으로 알려져 있습니다. 과거 연구를 통해 망막 내외 출혈을 예방하는 효과와 함께 시력 개선의 효과도 있는 것으로 생각되고 있습니다. 빌베리라 불리는 열매에서 추출한 성분으로 이루어진 약제로는 안토시아닌이 들어 있는 바키늄 미르틸루스 추출물(타겐-에프®, 큐레틴®)이 있습니다. 안토시아닌은 포도나 베리의 껍질이나 씨에 함유된 물질로 항산화 기능으로 여러 가지 혈관 관련 질환에서 합병증을 줄이는 데 도움이 된다고 알려진 물질입니다. 이는 당뇨망막병증 환자에게 눈의 기능 향상에 도움이 된다고 생각되고 있습니다. 또한 술로덱시드(Sulodexide) 제제(베슬 듀 에프®), 비티스비니페라엑스(Vitis Vinifera Ext.) 제제(엔테론®)와 칼리디노게나제(Kallidinogenase) 제제(카나쿨린®) 등 혈액순환을 도와주는 약제들이 사용되고 있습니다.

희망은 있는가?

● 가장 오래된 당뇨 기록은 과거 힌두 의사인 수스루타가 꿀맛이 나는 소변이라고 기술한 것입니다. 그러나 당뇨는 고대 이집트와 그리스의 기록에도 나오는 것으로 보아 인간은 매우 오래전부터 당뇨라는 병을 알고 있었던 것으로 생각됩니다. 반면 눈에 오는 합병증인 당뇨망막병증이 역사 속에 처음 등장하는 것은 1855년 재거(Jaeger)라는 의사에 의해서입니다. 이렇게 늦게 등장한 까닭은 아마도 수명이 짧아서, 대부분 눈에 합병증이 올 때까지 살지 못해서 과거에는 별로 큰 관심사가 아니었기 때문일 것입니다.

1921년 밴팅(Banting)과 베스트(Best)에 의하여 인슐린이 발견된 이후 당뇨 환자의 수명은 획기적으로 늘어나게 되었습니다. 그러나 이 결과, 당뇨를 오래 앓게 되면서 나타나는 눈 합병증의 발생 또한 급증하게 되었습니다. 그에 따라 서양에서는 1960년대에 이르러 이러한 당뇨에 의한 실명이 사회적인 문제로 대두되었습니다.

1950년대와 60년대, 안과 분야에 처음 도입된 레이저광응고술은 당뇨망막병증에

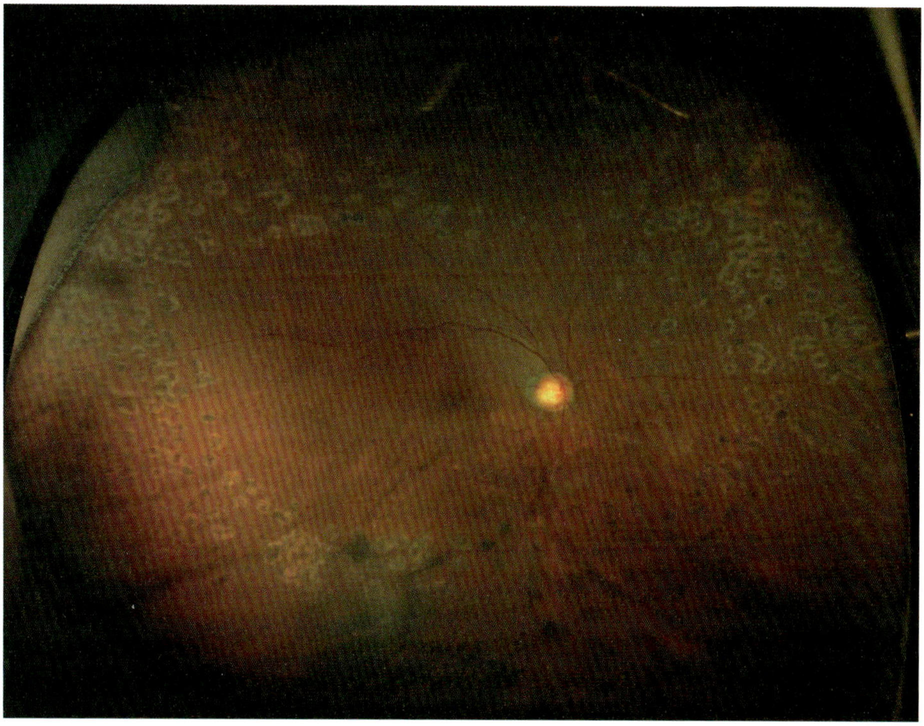

그림 6 눈 속 레이저 후 모습. 눈 속에 레이저 치료를 받은 흔적이 관찰된다

의한 실명을 막을 수 있으리라는 새로운 희망을 보여 주었습니다(그림 6). 1970년대에는 레이저 치료가 당뇨망막병증에 의한 실명을 예방할 수 있는지의 연구가 시행되었으며, 그 결과 레이저 치료를 하면 적어도 당뇨망막병증으로 인한 실명을 절반 가까이 줄일 수 있다는 결과가 발표되면서 당뇨를 앓고 있는 수많은 사람들에게 희망을 주게 되었습니다.

그 연구 결과에 의하면 레이저 치료를 시행하지 않은 위험군은 2년 후에 26%가 실명하였으나, 레이저 치료를 받은 사람들은 단지 11%만 실명하여 레이저 치료의 효과를 확인하여 주었습니다.

이후에 시행된 연구를 통하여는 레이저 치료의 적절한 시점에 대한 연구결과가 발표되면서 구체적인 치료의 시기에 대한 정보를 제공하여 주어 오늘날 당뇨망막병증의 표준 치료로 레이저광응고술이 사용되는 계기가 되었습니다.

하지만, 레이저 치료는 당뇨망막병증의 진행을 억제하고 망막을 안정시키는 데 탁월한 효과를 나타내었으나, 이미 출혈이 눈 속에 꽉 찼거나 레이저 치료를 시행하였음에도 계속 진행되어 실명하는 것까지 모두 막을 수는 없었습니다.

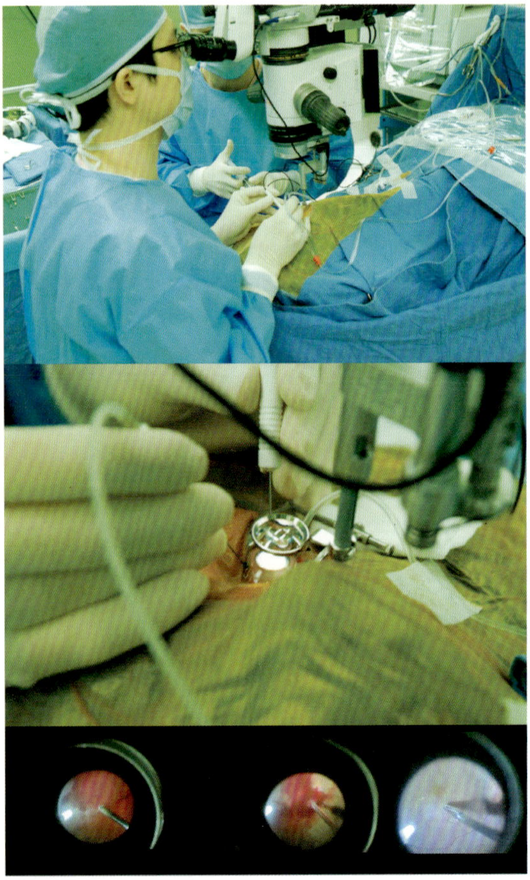

그림 7 유리체절제술. 망막을 수술하는 것은 매우 복잡한 장비와 정밀한 기술이 필요하다

1970년은 레이저 치료뿐 아니라 당뇨망막병증 치료의 또 다른 표준 치료인 유리체절제술이 처음 시도된 시기이기도 합니다(그림 7). 유리체절제술은 눈 속을 채우고 있는 젤리 같은 유리체를 제거하면서, 망막에서 시작되어 유리체로 자라 들어간 피와 혈관섬유조직들을 제거하고 구겨진 망막을 안정시키는 매우 복잡한 수술입니다. 망막의 두께는 약 0.2–0.3mm 정도로 매우 얇은 신경조직으로 뇌세포와 마찬가지로 매우 연약한 조직입니다. 그러므로 망막을 수술한다는 것은 거의 불가능하다고 여겨져 왔습니다. 그러나 1970년 마케머(Machemer)의 선구적인 연구는 불가능의 영역으로 여겨졌던 망막 수술의 계기가

되었으며, 말기에 이른 당뇨망막병증에 대한 최후의 수단으로 수술 요법을 사용할 수 있게 해 주었습니다. 그러나 망막을 수술하는 것은 매우 정밀한 기술이 필요하며, 수술이 가능하게 된 현재에도 망막 수술은 타 수술에 비하여 난이도가 매우 높게 평가되고 있습니다.

레이저 치료와 유리체절제술을 이용하여 많은 사람들이 실명의 그늘로부터 해방된 것은 사실이나 당뇨로 인한 실명의 또 다른 원인인 부종에 대한 치료는 상황이 달랐습니다. 부종은 비정상적인 혈관으로부터 혈액의 성분 중 일부가 수분과 같이 새어 나오면서 생기며, 이를 줄이기 위해서는 새고 있는 혈관을 막아야 하나, 혈관을 모두 막아 버리면 망막으로 가는 영양 공급이 차단되어 오히려 해가 될 수 있어 치료에 어려움이 많았습니다. 또한 가능한 한 망막에 손상을 입히지 않으면서 비정상적으로 새로 생긴 혈관의 일부분만을 없앤다는 것도 쉽지 않았습니다. 그럼에도 불구하고 부종에 대한 레이저 치료는 부종에 의한 실명을 절반 정도 감소시킬 수 있었습니다. 그러나 시력을 개선시키기 위한 많은 노력에도 불구하고 레이저 치료가 개발된 이후 30여 년간은 제자리 걸음을 걷게 됩니다.

2000년에 이르러 부종 치료는 새로운 장을 맞게 되었습니다. 요나스(Jonas)는 스테로이드를 눈 속에 직접 주입함으로써 부종을 감소시킬 수 있다는 것을 보고하였고, 그 결과 시력을 개선시키는 치료가 존재함을 확인하여 새로운 희망을 안겨 주었습니다. 최근에 이르러 혈관내피세포성장인자라는 성분이 부종에 직접 관여하는 물질 중 가장 중요한 인자라는 것이 알려지면서 이것을 없애는 항체가 개발되었습니다. 이 항체 주사를 눈 속에 직접 주사하여 효과를 극대화하고 부작용을 최소화할 수 있다는 것이 알려지면서 현재 당뇨에 의한 부종 치료에 널리 사용되고 있습니다. 레이저 치료와 비교하여 시력에 대한 효과가 탁월하며, 스테로이드에 비교해도 비슷한 효과를 지니면서도 부작용 발생은 적은 것으로 알려져 있습니다.

당뇨에 의한 눈 합병증은 언젠가는 발생하게 되는, 당뇨 환자들에게는 어쩌면 피할 수 없는 결과물일 것입니다. 그러나 혈당을 잘 조절하면 그 발생시기를 늦출 수 있고 정기적인 안과 검사를 통하여 발생과정을 관찰하여 적절한 시기에 적절한 치료를 한다면 당뇨에 의한 실명을 줄일 수 있습니다.

서구화된 환경과 함께 증가하기 시작한 당뇨, 그리고 이제 전 국민의 눈 건강을 위협하게 된 당뇨에 의한 실명은 남의 이야기가 아닌 우리의 이야기가 되었습니다. 적극적인 관심과 예방이 어느 때보다 필요한 시기입니다.

의학칼럼 1

색맹? 색약?

눈의 망막에는 '시세포'라는 세포들이 존재합니다. 시세포는 우리가 사물을 볼 때, 그 모습을 받아들이는 눈의 중요한 세포입니다. 눈 안의 시세포는 원뿔세포와 막대세포, 두 가지 종류로 나뉘며, 원뿔세포는 여러 가지 색을 구분하는 역할을 하고, 막대세포는 밝고 어두운 명암을 구분하는 역할을 합니다. 먼저, 주로 여러 가지 색을 구분하는 역할을 하는 원뿔세포는 한 가지 종류만 있는 것이 아니라 여러 가지가 있을 수 있는데, 사람의 경우 3가지 종류의 원뿔세포가 존재합니다. 각각의 원뿔세포는 모든 파장의 빛에 반응을 하지만 여러 가지 색깔의 빛을 동일하게 감지하는 것은 아니고, 종류에 따라 특정한 파장에 해당하는 빛에 가장 예민하게 반응하게 됩니다. 조금 더 쉽게 설명해 드리자면, 각각의 원뿔세포는 각각 가장 잘 반응하는 색이 있습니다. 어떤 원뿔세포는 파장이 460nm의 빛인 파란색에 가장 잘 반응하고, 또 다른 원뿔세포는 파장이 520nm의 빛인 초록색에 가장 잘 반응하며, 다른 원뿔세포는 650nm의 빨간색에 민감하게 반응합니다. 즉, 각각의 원뿔세포들이 가장 잘 반응하는 색과 파장이 있는 것입니다. 그런데 만일 세 종류의 시세포 중 한 가지 시세포가 기능을 못하게 된다면 우리는 색깔을 어떻게 느끼게 될까요? 초록색에 민감한 원뿔세포가 기능을 못한다면 우리는 초록색을 다른 색깔, 특히 빨간색과 구분을 못하게 되고, 이런 경우를 우리는 '적록색맹'이라고 합니다. 이런 색깔 구분이 어느 정도는 되지만 그 기능이 저하된 경우를 '색약'이라고 하고, 완전히 기능을 잃어버린 경우 '색맹'이라고 합니다. 즉 '색맹'은 색을 분간할 시력이 아주 없거나 불완전한 상태를 가리키는 말이고, '색약'은 채도가 높은 색을 밝은 곳에서 볼 때에는 정상인과 차이가 없으나, 채도가 낮은 경우에는 식별을 못 하거나, 단시간에 색을 분별하는 능력이 부족한 경우입니다. 아주 극단적인 예를 들면, 초록색과 빨간색을 구분하지 못하는 색맹 환자의 경우 사과가 빨갛게 익었는지 설익었는지 색깔로 구분하지 못하고 먹어 봐야 알 수 있습니다. 또한 신호등 색의 구분도 어렵게 되는데, 색각이상 중 가장 흔히 볼 수 있는 적록색맹의 경우, 빨간색에 반응하는 원뿔세포의 이상으로 인한 경우를 제1색각이상, 초록색에 반응하는 원뿔세포의 이상으로 인한 경우를 제2색각이상이라 하며, 드물게 파란색에 반응하는 원뿔세포에 이상이 생기는 제3색각이상도 있습니다.

의학칼럼 2

빛과 색

어릴 때 미술 수업을 생각해 보면, 파란색, 초록색, 빨간색을 섞으면 검정색이 되었습니다. 하지만, 빛의 경우는 달라서, 파란빛, 초록빛, 빨간빛을 섞으면 흰빛, 투명한 빛이 됩니다(그림 1). 그렇다면 빛과 색의 차이가 어떻길래 세 가지 색을 섞으면 이런 반대의 효과가 나타나는 것일까요?

우선 빛부터 살펴보겠습니다. 우리 눈의 원뿔세포는 눈 속에 들어온 빛을 감지하여 색을 느끼게 됩니다. 우리 눈의 색을 감지하는 원뿔세포는 다양한 파장을 가진 색의 빛에 반응을 하지만 모든 파장과 색깔의 빛을 동일하게 느끼는 것은 아닙니다. 이러한 원뿔세포에는 크게 3종류가 있는데, 각 종류의 원뿔세포는 각각 고유한 파장에 해당하는 빛에 가장 예민하게 반응합니다. 예를 들어 파란색에 민감한 원뿔세포는 460nm 부근의 파장에 가장 민감히 반응하고, 초록색에 민감한 원뿔세포는 520nm 부근, 빨간색에 민감한 원뿔세포는 650nm 정도의 파장에 가장 민감하게 반응합니다. 따라서 우리가 형광등 빛을 푸르게 느끼는 것은 형광등에서 나오는 빛의 파장이 주로 파란 원뿔세포를 자극하는 400–500nm 사이의 파장을 가지고 있기 때문이고, 반면 붉은 빛이 도는 백열등은 형광등에 비하여 550–600nm 사이의 파장의 빛을 내기 때문입니다. 그렇다면 정육점에서 고기를

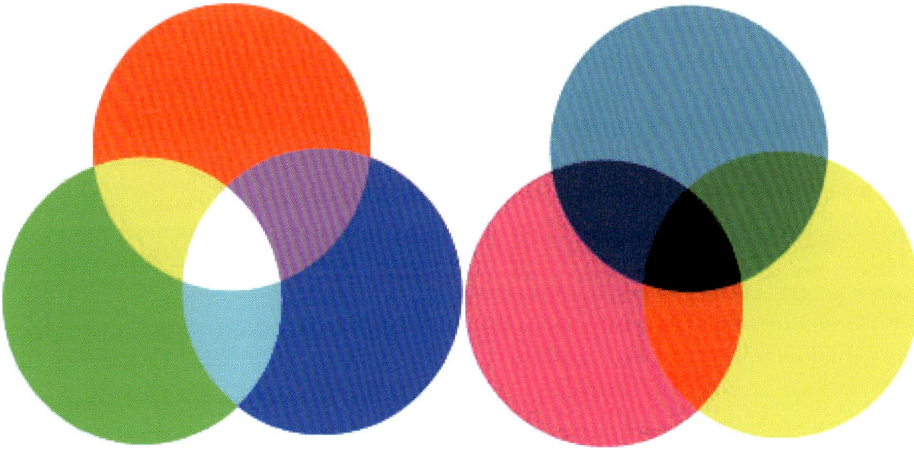

그림 1 빛의 삼원색(좌), 색의 삼원색(우)

신선하게 보이게 하기 위해서 켜 놓는 붉은 전등의 파장은 얼마 정도일까요? 여기서 사용하는 빛은 빨간 원뿔세포를 가장 많이 자극할 수 있는 600nm 이상의 파장을 주로 포함하는 빛입니다. 우리가 어두운 곳에 있을 때 시커멓게 느끼게 되고, 밝은 데 나가서는 하얗게 느끼게 되는 것은, 빛이 없을 때는 시세포에 도달하는 빛이 없기 때문에 검게 느끼는 것이고, 빛이 있을 때 파랑, 초록, 빨강 세 가지 세포를 모두 자극하는 다양한 파장의 빛이 들어오면, 이 세 가지가 모두 자극되어서 우리는 하얗게 느끼게 되는 것입니다. 그럼 그 사이의 색들은 어떻게 느끼는 것일까요? 앞에서도 설명드린 것처럼 파랑 원뿔세포, 초록 원뿔세포, 빨강 원뿔세포가 항상 똑같은 정도로 자극 받는 것은 아닙니다. 따라서 각각 자극되어 반응하는 정도가 차이가 있을 경우, 각각의 세포가 어느 정도 자극이 되느냐에 따라, 우리 눈은 다양한 색깔을 동시에 느낄 수 있게 되는 것입니다.

그렇다면 색의 경우는 어떻게 다를까요? 빨강 물감, 초록 물감, 파랑 물감을 섞으면 왜 검게 되는 것일까요? 그것을 이해하기 위해서는 물체가 나타내는 각각의 빛깔에 대하여 생각해 보면 알 수 있습니다. 우리가 색을 느낀다는 것은 그 물체가 그 색에 해당하는 빛만 반사를 시키고 나머지는 모두 흡수를 하기 때문입니다. 즉, 우리가 파랗다고 표현하는 바다의 경우는 여러 가지 빛 중에 파란색을 느끼게 하는 파장의 빛만을 반사시켜 우리 눈이 느끼게 하는 것이고, 빨간 사과의 경우도 빨간색에 해당하는 파장의 빛만을 반사시켜 우리 눈이 느끼게 하는 것입니다.

그렇다면 우리가 흔히 '보채색'이라고 부르는 색들을 보면 어떨까요? 빨간색과 초록색의 예를 들어 보면, 빨강 물감과 초록 물감을 섞으면 검게 보이게 됩니다. 그 이유는 물감에 있는 미세 원료들이 섞이면서, 기존에 빨강 물감에서 반사하는 빨간색을 느끼게 하는 파장의 빛을 초록색 미세 원료들이 반사되지 못하게 흡수하고, 기존에 초록 물감에서 반사하는 초록색을 느끼게 하는 파장의 빛을 빨간색 미세 원료들이 반사되지 못하게 흡수하기 때문에, 결국 우리가 느낄 수 있는 빛은 없게 되어, 검게 보이는 것입니다.

즉, 빛은 우리 눈이 색을 느끼게 원뿔세포를 자극하는 역할을 하는 것이고, 우리가 흔히 보는 색이라는 것은 보이는 물체가 여러 가지 빛 중에서 우리가 색을 느끼게 하는 파장의 빛만을 반사시켜서 우리에게 보내 주기 때문에 느낄 수 있다고 하면 이해하기 쉬울 것입니다.

chapter 2

내 눈 속에 피가?

유리체출혈

두 번째 이야기

내 눈 속에 피가?

– 유리체출혈

● 당뇨병 환자가 해마다 큰 폭으로 늘고 있다고 합니다. 당연히 당뇨병으로 인한 합병증도 많아질 것을 예상할 수 있습니다. 그중 하나인 당뇨망막병증은 환자의 수가 2005년 15만 3천여 명에서 2010년 21만 8,500여 명으로 35.9%가 증가했다고 합니다.

당뇨망막병증에서 실명이 되거나 시력이 심하게 떨어지는 이유는 황반병증과 증식 당뇨망막병증의 합병증 때문입니다. 이것을 이해하기 위해 우리 눈의 구조와 망막에 대해 먼저 설명드리겠습니다.

눈 속의 뇌조직, 망막

● 사람의 눈은 복잡하기로 말하면 우리 몸 안에 있는 다른 어떤 기관과도 비교할 수 없습니다. 크기는 탁구공 정도밖에

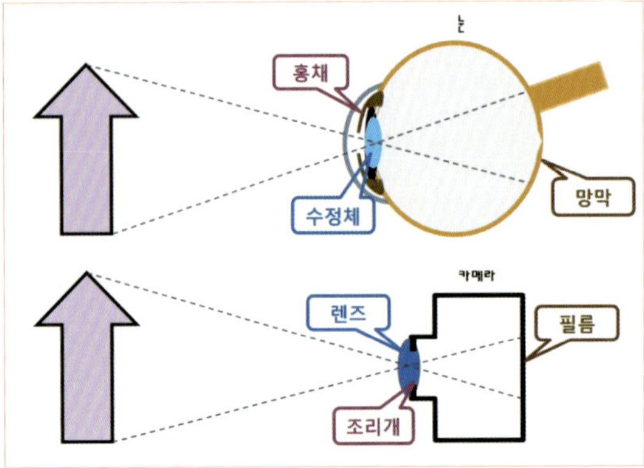

그림 1 눈과 카메라 비교. 망막은 카메라의 필름과 같은 기능을 갖고 있다

안 되지만 눈 속에는 수천만 개의 전기회로가 있어서 동시에 전달되는 150만 개의 메시지를 처리할 수 있습니다. 사람은 눈을 통해 외부에서 얻는 모든 지식의 80%를 받아들인다고 합니다. 사람의 눈은 지금까지 만들어진 제일 크고 값비싼 카메라보다 훨씬 민감합니다. 정말 사람의 시각은 지금까지 있었던 모든 기적 중에서 가장 놀라운 기적으로 손꼽을 수 있을 정도입니다(그림 1).

눈 속에는 많은 부분들이 있지만 이러한 기적을 담당하는 가장 중요한 부분은 역시 망막이라 할 수 있습니다. 우리가 어떤 물체를 볼 때, 그 물체에서 나온 빛은 각막 및 수정체를 통과하여 눈 안쪽의 뒷면 3분의 2를 덮고 있는, 얇은 반투명 벽지 모양의 망막에 정확히 초점을 맺습니다. 뇌를 제외하고는 우리 몸 어디에도 이처럼 좁은 공간에 이처럼 많은 것이 채워져 있는 곳은 없습니다. 넓이가 6.25cm^{2}도 안 되는 우리의 망막에는 1억 1,650만 개의 시세포가 들어 있는데, 그중 1억 1,000만 개는 명암을 식별하는 작용을 하는 막대기 모양의 세포(막대세포)이고, 650만 개는 색을 식별하는 기능을 하는 원추 모양의 세포(원뿔세포)입니다. 막대세포들은 우리의 망막 전체에 전반적으로 흩어져 있으며 주로 어두운 곳에서 작동을 합니다. 그래서 새벽에 깜깜한 방 안에서 희미한 알람시계를 볼 때, 막대세포들이 복잡한 화학작용을 일으킵니다. 알람시계의 희미한 불빛은 막대세포에 들어 있는 붉은 자줏빛 색소인 로돕신을 하얗게 변화시키고, 로돕신이 하얗게 변화하는 과정에서 아주 약한 전기가 일어

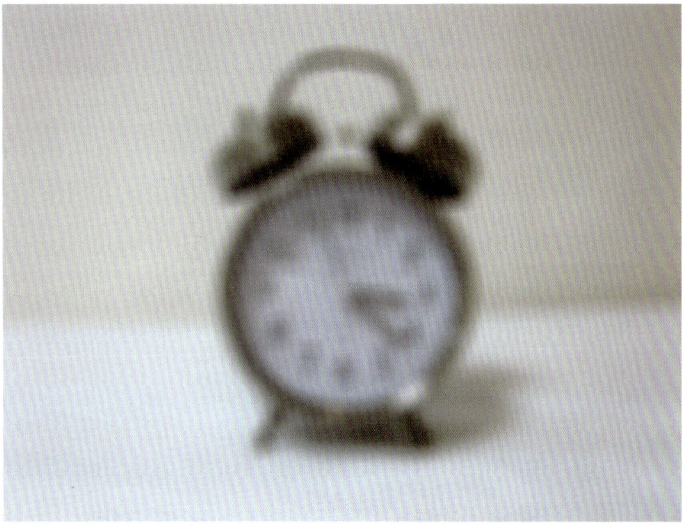

그림 2 깜깜한 방안에서 희미한 알람시계를 볼 때 막대세포들은 복잡한 화학작용을 일으키고 이를 전기 신호로 바꾸어 뇌로 전달한다. 뇌는 미세한 전기 신호를 해석하여 시간이 몇 시인지 판단한다

나는데 이것이 시신경으로 들어가, 시속 약 480km의 속도로 우리의 뇌에 전해지게 됩니다. 이 미세한 전기 신호를 뇌는 알람시계의 불빛으로 해석하고 이를 배경으로 시침과 분침을 읽어 지금이 새벽 4시라는 판단을 내리게 됩니다. 이 모든 복잡한 전기화학작용이 일어나서 끝나기까지 0.002초밖에 걸리지 않습니다(그림 2, 3).

막대세포들도 복잡해 보이지만 원뿔세포들은 그보다 훨씬 더 복잡합니다. 이 세포들은 망막의 가장 뒤쪽 한가운데에 있는, 좁쌀만 한 크기로 노랗게 파인 황반에 주로 모여 있습니다. 황반은 정확한 시각, 독서나 그 밖의 근거리 작업 등과 색채감각을 담당하는 곳입니다. 이 원뿔세포들은 주로 밝은 곳에서 작동을 하고, 하나에 빨강, 초록, 파랑에 작용하는 색소를 각각 하나씩 가지고 있습니다. 팔레트에다 물감을 섞는 화가처럼, 사람의 뇌는 이 색들을 혼합하여 수십 가지 색깔을 만들어 인식하게 됩니다. 만약 이 복잡한 전기화학작용에 이상이 생기면 우리는 색맹이 되고 맙니다. 빛이 희미한 데서는 원뿔세포들의 활동이 감소되어 색채감각이 사라지며, 막대세포가

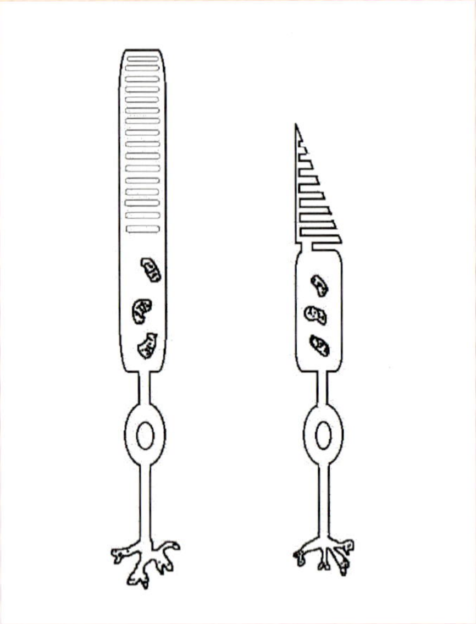

그림 3 막대세포(좌)와 원뿔세포(우)

일을 맡음에 따라 사물이 회색으로 보이게 됩니다.

망막이 이렇게 복잡하고 많은 일을 하는 데에는 많은 에너지원을 필요로 하며 또한 화학작용의 부산물로 생기는 노폐물들도 원활히 제거해 주어야 합니다. 그러기 위해 망막에는 앞 표면과 뒤 표면에 이중으로 많은 혈관들이 분포하여 필요한 에너지원을 공급하며, 필요 없는 부산물들을 제거하는 역할을 합니다. 우리 몸에서 망막은 단위면적당 혈액 공급이 가장 많은 조직 중 하나입니다. 그래서 어떤 이유든 망막 혈관에 이상이 생긴다면 망막도 역시 이상이 생기게 되고, 결국은 시력이 떨어지고 심하면 실명하는 결과를 초래하게 됩니다.

망막의 노른자위 땅, 황반

● 앞에서 당뇨망막병증에 의한 실명 원인이 황반병증과 증식당뇨망막병증의 합병증 때문이라고 말씀드렸습니다. 황반이란 우리 망막의 가장 중심에 원뿔세포들이 집중적으로 모여 있는 곳을 특별히 가리키는 말입니다. 그래서 황반은 시력에 가장 중요한 부분입니다(그림 4). 시력검사는 한 번쯤은 다 해 보셨지요? 아마 옛날 학생 때 학교 신체검사에서나 아니면 운전면허시험장

에서 한쪽 눈을 가리고 점점 작아지는 숫자가 적혀 있는 시력판을 읽는 검사를 했던 기억이 있을 것입니다. 그것이 시력검사입니다. 우리 눈이, 아니 더 정확히 말하면 황반이 얼마나 작은 글씨까지 인식할 수 있는가 하는 검사입니다. 안과에 가면 제일 먼저 하는 검사가 시력검사로 안과 검사 중에 가장 기본 검사라 할 수 있습니다.

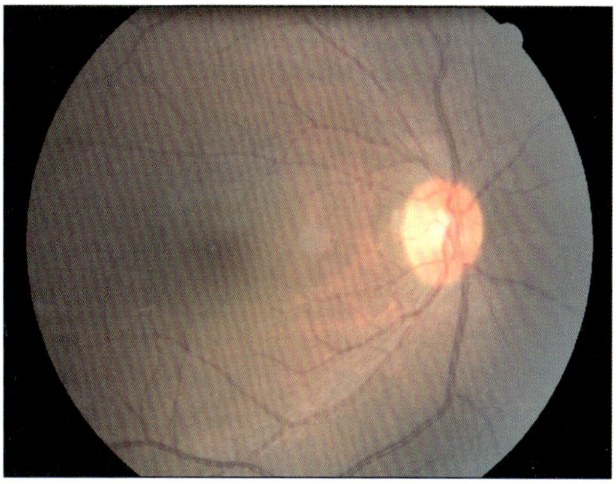

그림 4 황반. 좌측에 약간 진하게 보이는 부분이 황반이다

그렇다면 '시력이 나쁘다'라고 하는 것은 무엇일까요? 보통은 잘 안 보인다, 침침하다, 또렷이 안 보인다, 겹쳐 보인다 등등 아주 다양하게 표현합니다. 시력이 나쁜 이유는 크게 두 가지로 나누어 볼 수 있습니다. 하나는 황반은 정상인데 황반에 정확한 상을 맺지 못하는 경우, 다른 하나는 황반에 이상이 생긴 경우입니다.

먼저 첫 번째 상황을 보면, 황반은 정상인데 황반에 정확한 상이 맺히지 않는 경우의 가장 대표적인 예가 굴절 이상입니다. 굴절 이상은 다시 근시와 원시로 나눌 수 있습니다. 우리의 눈은 전체적으로 작은 볼록렌즈와 같아서 멀리에서 오는 빛이 모아져 망막에 초점을 맺도록 되어 있습니다. 눈의 가장 앞에 있는 각막과 홍채 뒤에 있는 수정체(렌즈)가 볼록렌즈 역할을 하며, 둘이 합쳐서 약 60디옵터의 굴절력을 갖고 있습니다. 자신의 굴절력이 적당해서 초점이 망막(황반)에 정확히 맞으면 이를 정시라 부르고 안경이 없이도 시력이 좋아 잘 보이게 됩니다. 하지만 눈이 가지는 굴절력이 너무 크면 초점이 망막보다 앞쪽에 맞고, 굴절력이 너무 작으면 초점이 망막보다 뒤쪽에 생기게 됩니다. 이런 사람들은 안경이 없이 맨눈으로 보는 시력이 좋지 않아 안

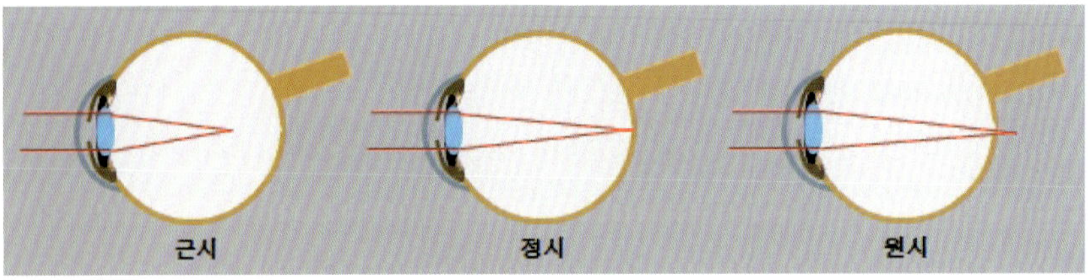

그림 5 굴절 이상

경 착용이 필요합니다. 초점이 망막 앞에 맺는 경우를 근시라고 합니다. 근시를 가진 사람들은 가까운 곳은 정확하게 망막에 상이 맺히나, 일정 거리를 벗어나 조금 떨어진 곳에 있는 것은 흐릿하게 보입니다. 이 경우 오목렌즈를 이용한 근시 안경으로 망막 앞에 맺힌 상을 뒤쪽으로 밀어 망막에 맺히게 만들면 잘 보이게 됩니다(그림 5).

반대로 초점이 망막 뒤에 생기는 경우를 원시라고 합니다. 원시안은 멀리 있는 물체를 볼 때는 수정체가 조절을 해서 망막에 초점을 맞출 수 있으나, 가까운 곳을 볼 때는 아무리 조절을 해도 망막에 상이 맺히지 않게 되어 잘 보이지 않게 됩니다. 그리고 항상 눈이 조절 상태에 있으니 쉽게 피로해지며, 심하면 내사시가 발생하기도 합니다. 이때는 볼록렌즈 안경을 사용해서 망막 뒤에 맺히는 상을 앞쪽으로 당겨서 망막에 맞추어 주면 됩니다.

일반적으로 성인이 된 이후에 사용하는 안경은 굴절 이상을 보완해 주어 더 잘 보이게 해서 생활에 도움을 주는 역할을 합니다. 항상 안과에 오신 분들이 질문하는 것이 "안경을 쓰면 눈이 보호되고, 나빠지는 시력이 안 나빠지는 것이냐"고 하는데, 성인의 경우 안경이 시력을 보호하는 기능은 없습니다. 물론 시력이 발달하고 있는 초등학생 이전 아이들에게는 안경이 시력 발달과 유지에 중요한 역할을 하기도 합니다. 그리고 안경으로 시력이 올라가는 경우는 단순히 굴절 이상만 있을 때인데, 그 외에 눈 속에 다른 이상이 있는 경우는 안경을 착용해도 시력이 올라가지 않습니

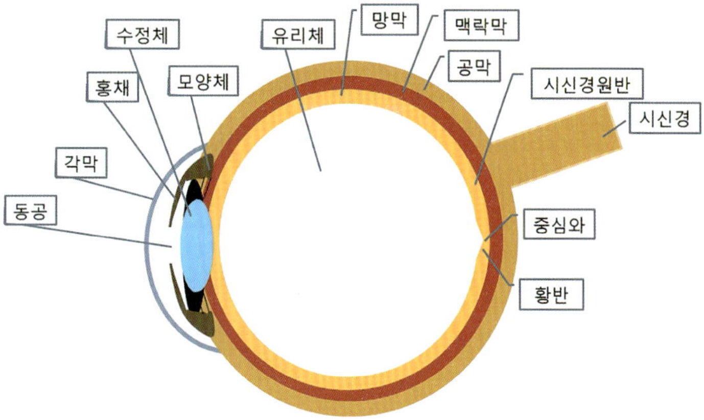

그림 6 눈의 구조와 이름

다. 예를 들면 각막 혼탁, 백내장, 유리체출혈 등이 있으면 안경을 착용해도 잘 보이지 않습니다. 각막은 검은 동자 앞을 덮고 있는 투명한 막으로 눈으로 들어오는 빛이 맨 처음 통과하는 곳입니다. 마치 유리창이나 시계유리 같은 기능을 담당하는데, 맑고 투명해야 눈으로 들어오는 빛이 모두 통과해서 망막에 도달할 수 있습니다. 그런데 각막이 뿌옇게 혼탁해지는 경우가 있습니다. 전에 염증을 심하게 앓았다든지, 각막을 다쳤던 경우는 각막이 뿌옇게 흐려져서, 눈으로 들어오는 빛이 통과를 하지 못하고 막혀 버리게 되지요. 그러면 빛이 망막까지 도달해서 초점을 만들 수 없게 되어 결국 시력이 잘 나오지 않게 됩니다. 백내장은 눈에 생기는 질환 중에 가장 흔한 대표 질환으로, 일반적으로는 노화과정의 하나로 발생합니다. 전에도 언급했듯이 눈속에는 수정체라는 렌즈가 있는데, 각막을 통과한 빛이 다음에 통과하는 곳입니다. 수정체 역시 맑고 투명해야 빛이 잘 통과하겠지요? 하지만 수정체가 뿌옇게 되는 것이 백내장으로, 아주 심해지면 외부에서 볼 때에 동공이 검게 보이는 것이 아니라 뒤에 있는 백내장이 비쳐 동공이 하얗게 보인다 해서 백내장이라고 부르게 되었습니다. 망막에 제대로 상을 맺지 못하게 하는 대표적인 질환으로 안경을 쓰더라도 눈 속에서 빛이 막혀 버리므로 소용이 없습니다. 유리체라는 것은 수정체 뒤에 있는 우리 눈 부피의 4/5를 차지하는 투명한 젤리와 같은 부분입니다. 유리체를 지나면 바로 망막인데, 유리체에 피가 나 있거나 혼탁이 있다면 수정체를 지나온 빛이 막혀서 망막에 도달하지 못하므로 역시 시력이 나쁠 수밖에 없습니다. 지금까지 황반은 정상이지만 황반에 정확한 초점을 맺지 못해서 시력이 나쁜 몇 가지 경우를 설명드렸습니다(그림 6).

다음은 황반에 이상이 생긴 경우입니다. 눈으로 들어온 빛이 각막, 수정체, 유리체를 잘 통과해서 망막에 무사히 도달하더라도 황반에 문제가 생겨 제 기능을 발휘하지 못하면 결국 잘 볼 수 없습니다. 당뇨병에서 생기는 황반병증이란 황반 주위에 있는 모세혈관들이 막혀서 황반에 혈액순환이 안 되는 경우가 있을 수 있고, 다른 하나는 황반 주위의 모세혈관에서 스며 나온 물기나 기름기가 황반에 고여 황반부종이 생긴 경우가 있습니다. 두 가지 모두 황반 기능을 심하게 손상시켜 시력을 감소시킵니다. 자세한 것은 다른 장에서 다루어지니 여기서는 이렇게 소개만 하기로 합니다.

당뇨병을 오래 앓게 되면 눈 합병증이 생긴다

● 당뇨망막병증에서 다음으로 중요한 실명의 원인은 증식당뇨망막병증의 합병증이라고 말씀드렸습니다. 그렇다면 우선 증식당뇨망막병증이란 무엇인지 설명드리겠습니다. 당뇨병을 오래 앓게 되면(보통은 10년 이상) 우리 몸속에 있는 아주 작은 혈관들에 이상이 생깁니다. 앞에서도 설명드

렸지만 사람의 망막은 혈액순환이 아주 많은 조직입니다. 즉 혈관 분포가 많다는 뜻입니다. 당뇨병을 오래 앓게 되면 망막에 있는 미세혈관에도 이상이 생기는데, 고혈당이 지속되면 망막 미세혈관을 이루고 있는 혈관 내피세포와 내피세포 주위를 싸고 있는 세포에 이상이 발생하여 세포들의 결손된 부분이 생기게 됩니다. 즉, 혈관벽이 약해진다는 것을 의미합니다. 그래서 당뇨망막병증은 약해진 망막 미세혈관에 꽈리처럼 부풀어 오른 부분이 생기는 현상부터 시작합니다. 다음 단계는 약해진 미세혈관이 막혀서 피가 통하지 않는 망막이 생기게 됩니다. 무엇이든지 혈액순환이 안 되면 제대로 살 수가 없는 것은 잘 알고 계시죠? 혈관이 막힌 망막 부위는 부분 부분 제 기능을 잃고, 그 부분으로는 볼 수 없게 될 뿐만 아니라 이렇게 혈관이 막힌 망막 부분이 늘어나면 또 다음 단계로 진행됩니다. 미세혈관이 막힌 망막은 산소가 부족하다고 느끼고 새로운 혈관을 더 만들어 부족한 산소를 확보하려고 합니다. 망막 입장에서는 자기가 살기 위해 마지막 수단을 강구하는 것입니다. 그래서 새로운 혈관을 만들어 내는 인자(혈관내피세포성장인자)를 분비하게 됩니다. 우리의 눈 속은 혈관이 자라나는 것을 억제하는 인자와 촉진하는 인자가 균형을 이루고 있어, 이유 없이 혈관이 새롭게 자라나지는 않습니다. 하지만 혈관 생성을 촉진하는 인자가 많아지면 처음에는 망막 안에서 새로운 혈관이 자라나고, 이후에는 망막을 뚫고 나와 유리체 쪽으로 자라나게 됩니다. 물론 신생 혈관은 미세혈관이 막혔던 망막 주위에서 자라기 시작합니다. 이렇게 망막 밖으로 혈관이 자라나기 시작할 때를 증식 단계라고 부릅니다(혈관이 자라기 전 단계는 비증식 단계라 부릅니다). 그중에서도 혈관막의 크기가 크거나 유리체출혈과 동반되어 있는 경우는 증식 단계 중에서도 고위험군으로 분류하며 이 경우는 적절하게 치료하지 않으면 2년 안에 심하게 시력이 떨어질 확률이 25%나 됩니다. 지금까지 증식당뇨망막병증이 무엇인지 설명드렸습니다(그림 7).

그렇다면 망막 앞에 신생 혈관이 자라나면 왜 실명을 하게 되는 걸까요? 신생 혈

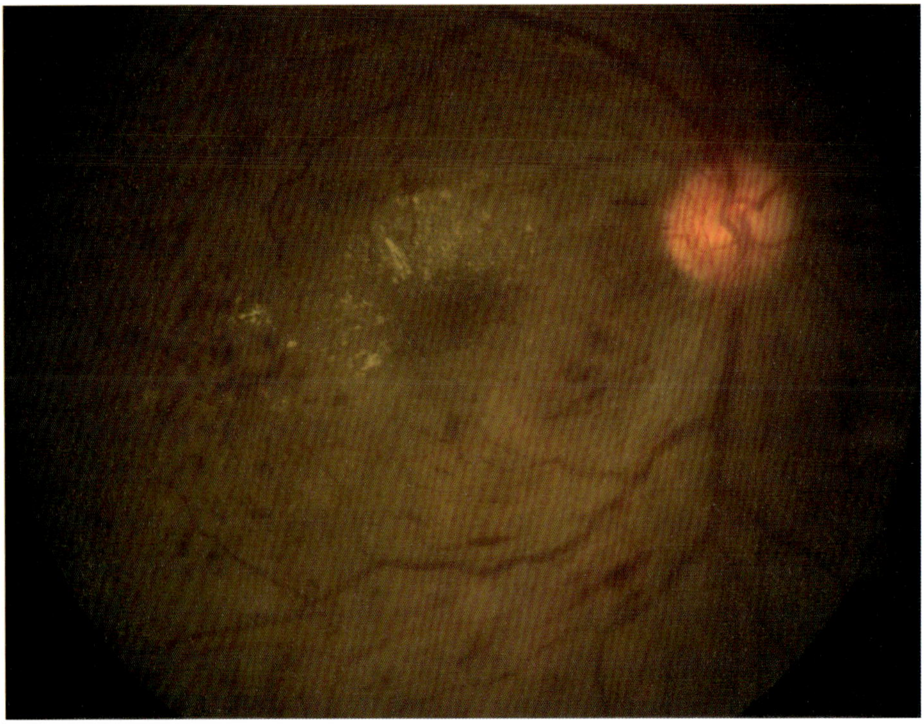

그림 7 당뇨망막병증. 시신경에 신생 혈관이 자란 증식당뇨망막병증

관이 자라나면서 발생하는 대표적인 문제는 유리체출혈과 망막박리입니다. 두 가지 다 일시적으로 혹은 영구적으로 실명을 일으킬 수 있는 무서운 합병증입니다. 지금부터 각각에 대해 자세히 알아보도록 하겠습니다.

실명의 주범, 눈 속 출혈

● 두 번째 이야기의 주제는 유리체출혈

입니다. 유리체출혈은 망막에서 자라나는 신생 혈관 때문에 발생하는 합병증의 하나입니다. 유리체는 수정체와 망막 사이에 위치하는 투명한 젤리 같은 조직으로 눈 속 총 부피의 4/5를 차지하는 부분입니다. 외부에서 눈으로 들어오는 빛이 각막, 수정체를 지난 다음 통과하는 조직이므로, 유리처럼 투명함을 유지해야 선명한 상을 망막에 맺을 수 있습니다. 증식당뇨망막병증에서는 망막 표면과 유리체의 경계 부위에 신생 혈관들이 자라게 되는데, 혈관벽이 약해서 조금만 견인력(당기는 힘)이 작용해도 쉽게 터져 출혈을 일으키게 됩니다. 이때 나온 피가 유리체 안에 퍼지는 것을 바로 유리체출혈이라 부르고, 유리체가 혼탁하게 되므로 시력은 떨어지고 눈앞에 먹구름이 낀 것처럼 느껴지게 됩니다. 출혈의 양이 적으면 몇 개월에 걸쳐 서서히 흡수되어 없어지기도 하지만, 출혈 양이 많아 저절로 흡수되지 않고 시력이 심하게 떨어지는 경우는 수술적 치료가 필요합니다.

신생 혈관이 자라나면서 혈관 주위에 섬유화 증식을 동반하는데, 이 섬유조직의 수축은 망막의 변형과 망막박리를 일으킵니다. 망막박리는 증식당뇨망막병증에서 가장 중요한 실명 원인이며, 이 책의 다른 부분에서 자세히 다루어지므로 이렇게 언급만 하고 넘어가겠습니다.

당뇨망막병증의 일반적인 치료방법으로는 약물 치료, 레이저 치료, 안구 내 주사 치료, 수술적 치료 등이 있습니다. 수술적 치료는 흡수되지 않는 유리체출혈, 반복되는 유리체출혈, 심한 황반 앞 출혈, 망막박리, 유리체 혼탁과 동반된 홍채혈관신생, 황반부종, 레이저 치료 후에도 진행하는 섬유혈관증식 등이 있는 경우 시행됩니다. 그중에서도 유리체출혈은 당뇨망막병증에서 수술을 하게 되는 가장 흔한 원인입니다. 예전에는 유리체출혈 후 3~6개월간 기다렸다가 수술을 시도했었지만 최근에는 미세수술기구의 발달과 수술 경험의 축적 등으로 점차 수술 시기가 빨라지는 추세입니다.

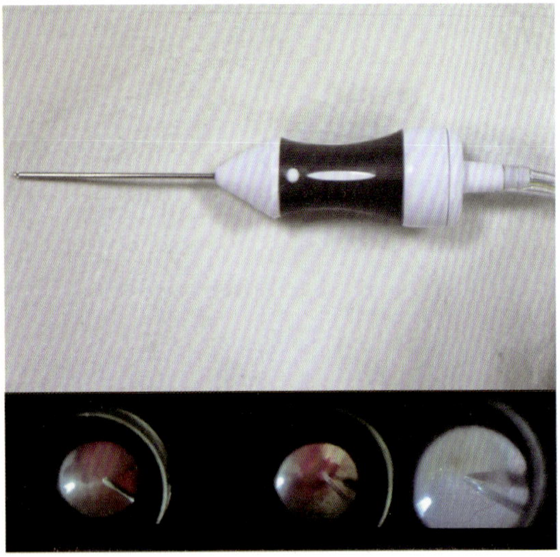

그림 8 유리체 절제기와 유리체 수술

증식당뇨망막병증에서 시행되는 수술은 유리체절제술이라고 부릅니다. 수술방법은 검은자위에서 3-4mm 정도 떨어진 흰자위 부위에 세 군데 작은 구멍을 뚫고 첫 번째 구멍으로는 관류액을 계속 흘려 넣고, 다른 하나에는 눈 속을 비춰 주는 조명침을 넣고, 나머지 하나에는 절제침을 넣어 유리체를 잘게 절제하면서 흡입하여 제거하는 것입니다. 유리체와 함께 출혈을 제거하고 유리체 자리에 맑은 관류액을 채움으로써 외부에서 들어오는 빛이 망막에 잘 도달할 수 있는 조건을 만들어 주어 시력 회복을 도모하는 수술입니다. 유리체절제술이라는 수술법이 처음 개발된 것은 지금부터 약 40년 전인 1970년대 초부터입니다. 수술기구와 수술 기술의 발전에 의해 증식당뇨망막병증에서 유리체절제술의 수술 결과는 지속적으로 향상되어 왔습니다. 하지만 여전히 수술에 관련된 합병증의 발생률이 높은데 수술 중에 발생할 수 있는 합병증으로는 백내장, 눈 속 출혈, 망막열공 등이 있고, 수술 후 발생할 수 있는 합병증으로는 유리체출혈, 망막박리, 안압상승, 안내염, 신생 혈관 녹내장, 앞유리체섬유혈관증식, 증식막의 재발 등이 있습니다. 하지만 이러한 합병증도 초기에 잘 진단하고 적절한 치료를 한다면 많은 경우 심한 후유증 없이 치료할 수 있습니다(그림 8).

64세 여자 환자로 15년 전부터 고혈압과 당뇨병으로 내과에서 약으로 치료받던 분으로 어느 날 아침 갑자기 오른 눈이 안 보여서 안과에 오셨습니다. 3년 전에 양 눈에 백내장 수술을 받고, 수술 이후 잘 보여서 한동안 안과에는 다니지 않았다고 합니다.

시력검사에서 왼 눈은 교정시력이 1.0이 나왔지만, 오른 눈은 눈앞에서 뭔가 어른거리는 것만 느낄 수 있는 시력이었습니다. 정밀 검사에서 오른 눈 속에는 유리체출혈이 가득 차 있는 상태였고, 시력이 좋은 왼 눈도 망막에 신생 혈관들이 자라나 있어서 언제 눈 속에 출혈이 있을지 알 수 없는 상황이었습니다. 모두 증식당뇨망막병증의 합병증이었습니다.

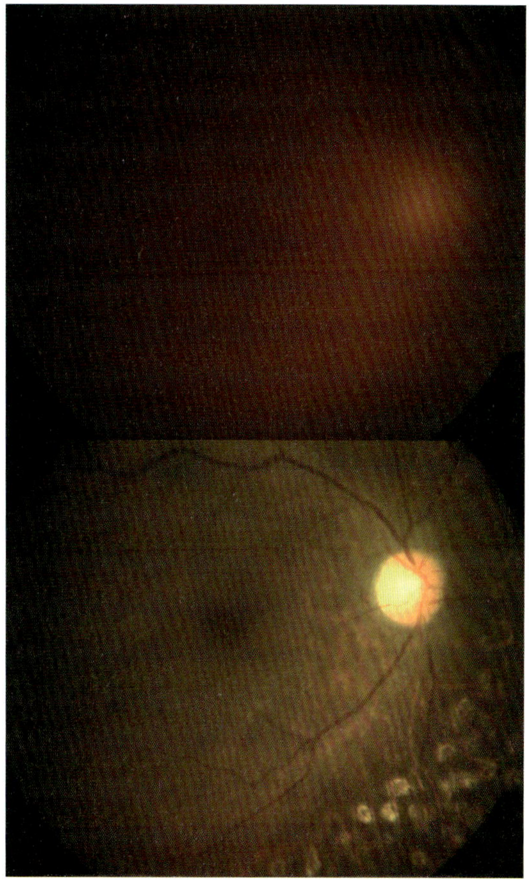

그림 9 유리체 수술 전과 후. 유리체출혈(위)이 수술 후(아래) 제거된 것을 알 수 있다

환자에게 상태를 설명하고 오른 눈은 유리체절제술을, 왼 눈은 레이저 치료를 시행하였습니다. 수술 후 3개월이 지난 현재, 양 눈 모두 교정시력 1.0을 유지하며 더 이상의 출혈은 없었습니다(그림 9).

이 사례에서 알 수 있듯이 망막이 비교적 건강하다면 유리체출혈이 있어도 적절한 치료 후에는 시력이 많이 회복될 수 있습니다.

이상으로 증식당뇨망막병증이란 무엇이고 이에 의한 합병증은 무엇인지, 또 유리체출혈은 무엇이고 어떻게 치료하는지에 대해 설명드렸습니다. 당뇨 합병증을 이해하시는 데 조금이나마 도움이 되었기를 바라며 두 번째 이야기를 마칩니다.

의학칼럼 3

가을 하늘은 왜 파랄까

우리가 맑은 하늘에서 보는 투명한 하늘빛은 우리 주위에 존재하는 일곱 빛깔 무지개색 빛이 혼합된 상태입니다. 각각의 다양한 파장을 가진 여러 가지 색깔의 빛이 공중에 항상 존재하는데, 이러한 빛이 공기 분자들과 부딪히게 되면, 각각 여러 방향으로 다양한 정도로 흩어지게 됩니다. 이것을 '산란'이라고 합니다. 우리가 가을 하늘을 볼 때 푸르게 보이는 것은 태양광선이 대기 중의 공기분자에 의해서 산란되어 생기는 산란광이 우리 눈에 들어오기 때문입니다. 공기분자에 의한 산란광의 세기는 파장의 길이가 길수록 작아지는데, 파장이 짧은 푸른색 산란광이 우세한 하늘은 푸르게 보입니다. 그래서 땅에서 떨어진 대기 중에서 강한 산란이 생기는 가을 하늘은 높고 푸르게 느껴지게 됩니다.

반면, 석양은 붉게 보입니다. 지평선을 기준으로 수직으로 들어오는 정오의 태양빛에 비하여 해 질 녘의 태양빛은 더욱 수평에 가깝게 지면에 도달하게 되어, 지면까지 빛이 통과해야 하는 길이가 상대적으로 길어지게 됩니다. 이때 심한 산란이 일어나는 푸른색은 방향이 다른 각도로 꺾여 지면에는 적게 도달하게 되어 우리에게는 상대적으로 더 붉게 보이게 됩니다. 만일 공기가 오염되어 미세먼지가 더 많게 되면 푸른색은 더욱 산란되어 흩어지므로 석양은 더욱 붉게 보이게 됩니다. 반면 봄처럼 황사 등으로 인하여 미세한 먼지가 많아지면, 태양광선이 거의 모두 한꺼번에 산란하기 때문에 푸른색은 엷어지고 흰색이 많아지게 됩니다. 강한 소나기나 큰비가 내린 후에는 미세한 먼지들이 씻겨 내리기 때문에 다시 푸른 하늘이 됩니다. 가을은 바람이 불기 어려운 데다 여름에 이 같은 먼지들이 씻겨진 직후이기 때문에 더욱 맑고 푸르며 높아 보이는 것입니다. 이러한 하늘의 색깔을 결정하는 데 미세먼지가 영향을 주게 되는데, 미세먼지라도 모두 같지 않으며 이 먼지들의 다양한 크기도 영향을 미칩

그림 1 하늘이 푸르게 보이는 것은 태양광선이 대기 중의 공기분자에 의해서 산란되어 생기는 산란광이 우리 눈에 들어오기 때문이다

니다. 산불이나 화산재로 인한 분자는 크기가 500-800um 정도로 파란색보다 빨간색을 더욱 산란시켜 오히려 지면에 붉은빛이 적게 도달하여, 이때는 특히 저녁 달빛이 파랗게 보이기도 합니다. 또한 울창한 산악지역에서 대기가 더 푸르게 안개 낀 듯이 느끼게 되는 것은 지표면 가까이에 산악지역의 관목에서 발생하여 대기 중에 함유된 약 200um 정도 크기의 고체입자가 많이 존재하여 이들에 의해 햇빛 중 파란색이 지표에서 산란되어 우리 눈에 푸른빛이 강하게 느껴지게 되는 것입니다(그림 1).

의학칼럼 4

3D TV와 입체시

지금은 3D 영화나 3D TV가 대중화되어 우리가 쉽게 접할 수 있지만, 과거의 기억을 떠올려 보면, 3D 입체 영상은 아이맥스 영화관이나 놀이동산을 가야지만 접할 수 있었던 흔치 않은 것이었습니다. 그러나 영화 '아바타'가 흥행하면서부터 3D 영화, 3D 영상은 새로운 전환점을 맞이하게 되었고, 3D 입체 영상이 빠르게 대중화되었습니다. 현재는 영화에서 드라마, 운동경기에 이르기까지 많은 것들을 3D 입체 영상을 통해서 볼 수 있으며, 이러한 흐름에 맞게 3D TV도 발전을 거듭하고 있습니다.

3D TV는 일반 영상과는 달리 시각적으로 입체감을 느끼게 해 현실감과 살아있는 듯한 느낌을 제공해 주는 TV를 말합니다. 그렇다면 이러한 입체감은 어떻게 느껴지게 되는지 알아보겠습니다. 사람의 눈은 두 개이기 때문에 실제 사물을 볼 때 양쪽 눈은 각각 조금씩 다른 각도로 사물의 형태를 인식합니다. 이렇게 두 눈에 들어온 영상 신호가 합쳐져 하나의 영상으로 인식되는 과정에서 두뇌는 각 사물의 3차원적인 거리감과 깊이, 즉 입체감을 인지하게 됩니다. 이처럼 왼쪽, 오른쪽 눈에 보여지는 영상에 차이를 두어 거리감을 인식하게 하여 마치 눈앞에 생생한 영상이 입체적으로 나타나 보이게 하는 것이 3D TV의 기본 원리입니다.

우리가 이러한 영상을 3차원적으로 보기 위해서는 TV에서 나오는 특수 영상과 이러한 특수 영상을 보기 위한 안경이 필요합니다. 특수 영상과 안경은 크게 두 가지 방식으로 나눌 수 있습니다. 먼저 '셔터 안경 방식'은 오른 눈으로 보는 영상과 왼 눈으로 보는 영상을 매우 빠르게 번갈아 가면서 보여 주는 방식으로, 오른 눈으로 영상을 볼 때는 왼 눈의 안경이 어두워지고, 왼 눈으로 영상을 볼 때는 오른 눈의 안경이 어두워져 각각의 눈에 따로따로 영상을 줌으로써 입체감을 느끼게 하는 원리입니다. 또 다른 방식인 '편광 안경 방식'은 한 화면에 두 개의 영상을 겹쳐서 보여 주는데, 이것은 셔터 안경 방식과는 다르게 영상이 번갈아 가면서 바뀌지는 않습니다. 이는 TV에 나오는 영상 중에 오른 눈으로 가는 영상은 오른 눈만, 왼 눈으로 가는 영상은 왼 눈만 볼 수 있게 거르는 원리를 이용하여, 거리감과 입체감을 느끼게 합니다.

3D 영상을 보는 경우 눈의 피로가 증가할 수 있는데, 이는 눈이 입체 영상을 보는 과정에서 초점을 맞추기 위해 조절 운동을 계속함으로써 피로를 빨리 느낄 수 있고, 눈을 한 곳으로 모아 보지 못하는 사시 또는 사위가 있을 경우는 눈을 모으기 위한 과도한 눈의 운동으로 눈의 피로가 생길 수 있습니다. 일반적으로 이러한 눈의 피로도는 일시적인 것으로, 시청을 멈추면 회복 가능합니다. 하지만 수면 부족, 과로 등으로 신체의 기능이 저하되었거나 과도한 스트레스를 받은 경우에는 시청을 자제하는 것이 좋습니다. 또한 성인 이전의 소아, 청소년은 3D 콘텐츠의 빛 자극에 예민하게 반응할 수 있으므로 이 시기에는 피로한 상태에서의 과도한 시청은 자제해야 하며, 노안 등 조절력이 저하된 경우, 무리하게 시청 거리를 좁히면 눈의 피로가 더 심해질 수 있으므로 주의해야 합니다. 특히 다른 사람에 비해 3D 영상을 볼 때 눈의 불편감 및 피로도가 심한 경우에는 혹시 눈에 다른 이상은 없는지 검진을 받아 볼 필요가 있겠습니다.

chapter 3

노안이 아니었나요?

소리 없이 차오른 물: 황반부종

세 번째 이야기

노안이 아니었나요?

– 소리 없이 차오른 물: 황반부종

● 황반(macular lutea)은 카메라의 필름에 해당하는 망막의 중심부로 시력의 대부분을 담당합니다. 즉, 망막이라는 안구 내 신경층에서 가장 중요한 역할을 수행하는 부위입니다. 약 1.5mm의 반지름을 가지는 망막의 중심으로 빛을 느낄 수 있는 광수용체(photoreceptor)가 밀집되어 있습니다.

부종(浮腫)은 몸이 붓는 증상으로, 심장병이나 콩팥병 또는 몸의 어느 한 부분의 혈액순환장애로 생기는 것으로 알려져 있습니다. 황반부종(macular edema)은 당뇨망막병증, 망막정맥폐쇄 및 황반변성 등 다양한 원인에 의해서 망막의 중심부인 황반이 두꺼워진 것을 말합니다. 이 중 당뇨망막병증 환자에게 발생한 황반부종을 당뇨황반부종(diabetic macular edema)이라고 합니다.

그러면, 당뇨황반부종은 왜 생기는 걸까?

그러면, 당뇨망막병증은 왜 생기는 걸까?

그러면, 당뇨병은 왜 생기는 걸까?

이것을 명확히 설명하는 것은 쉬운 일이 아닙니다.

우선 당뇨병에 대해서 알아야 한다

● 당뇨(糖尿)는 '당분이 많이 섞여 나오는 달콤한 오줌'을 말합니다. 즉, 당뇨병은 소변에 당분이 많이 섞여 나오는 병입니다. 혈관 내에 대사되지 않은 당분이 남아 돌아(고혈당으로 인해), 신장에서 여과되지 않은 당분이 오줌으로 배출되는 병입니다. 하지만, 실제로 모든 당뇨병 환자의 오줌에서 당이 검출되지는 않습니다.

의사가 아니더라도 당뇨병으로 혈당이 높아져서 여러 가지 문제가 발생한다는 것을 대부분의 사람들이 알고 있습니다. 그러면 고혈당은 왜 발생하는가? 여기서는 실제로 많이 발생하는 제2형 당뇨병에 대해서 알아보고자 합니다. 원인이 어떠하든 결국 인슐린 또는 인슐린 수용체의 기능이 저하되어 고혈당이 발생하는 것으로 알려져 있습니다.

그러면, 인슐린 또는 인슐린 수용체의 기능이 왜 저하되는 것일까? 즉, 당뇨병은 왜 생기는 것일까?

● '과유불급(過猶不及)'이라는 《논어(論語)》에 나오는 한자성어가 있는데, 이는 '모든 사물이 정도를 지나치면 도리어 안 한 것만 못함'을 뜻합니다. 필자는 이 표현이 인슐린 기능 저하, 즉 당뇨병을 설명하는

가장 적절하고 쉬운 표현이라고 생각합니다.

많이 먹지만 운동량이 부족해서, 즉 몸에서 소비(대사)되지 않는 과잉의 칼로리가 남아서 인슐린이 더 많은 일을 계속 해야 하니 탈이 나서 당 조절이 원활히 되지 않아 당뇨병이 발생하는 것입니다. 과거에는 적당히(오히려 적게) 먹고 많이 움직이던 생활습관에서, 현재에는 많이 먹고 조금 움직이는 생활습관으로 바뀐 것이 주된 원인입니다.

그러면, 당뇨망막병증은 왜 생기는 걸까?

● 교과서적으로는 최종당화산물 경로, 폴리올 경로, protein kinase c 경로, 헥소자민 경로 및 미토콘드리아 유발 활성산소족 경로 등으로 설명하지만 매우 복잡한 설명으로 전문가조차도 이해하기가 어렵습니다.

앞에서 설명한 '과유불급'을 다시 언급하는 것이 이해를 도울 것이라고 생각합니다. 우리나라의 당뇨 환자들은 서구의 환자에 비해서 마른 환자가 많다고 하지만, 대부분의 성인 당뇨병(제2형 당뇨병) 환자들은 비만과 연관되어 있습니다. 즉, 많이 먹는 반면 운동량이 부족하니 온몸에 대사되지 못한 과량의 칼로리가 축적되고 이로 인한 이상반응이 생깁니다. 일종의 면역반응으로, 염증반응이 나타나는데, 정상적으로 나타나는 반응이 아니라 비정상적으로 병적인 염증반응이 발생합니다. 이러한 염증반응은 급성으로 심한 형태로 오기보다는 만성적으로 경한 형태로 지속됩니다. 한마디로 말해서 만성적인 경도의 염증반응이 지속됩니다.

당뇨병은 만성염증으로 인해 전신의 혈관이 망가지는 혈관병이다

● 당뇨망막병증은 망막에 산소와 영양분을 공급하는 미세혈관인 모세혈관(사람의 혈관 중 가장 가는 혈관으로 모든 장기와 조직에 산소와 영양분을 공급한다)의 기능이 떨어지는 것이 가장 큰 원인입니다. 즉, 망막이라는 신경조직에 산소와 영양 공급이 떨어져서 산소가 부족한 허혈상태가 지속되는 것이 근본적인 원인입니다. 망막 모세혈관의 혈액순환이 감소되는 것은 여러 가지 요인과 기전에 의해 혈액순환장애가 발생하므로, 한마디로 쉽게 설명하고 이해하기는 어렵습니다. 앞에서 언급한 것처럼 만성적인 염증반응이 망막 모세혈관을 손상시키고 망막 순환장애를 유발하는 것으로 이해하는 것이 가장 쉽게 이해할 수 있는 설명입니다. 물론 여기에 흡연, 운동 부족, 스트레스, 고혈압, 고지혈증 및 수면 부족 등이 직·간접적으로 망막 순환에 나쁜 영향을 주어 당뇨망막병증을 유발하고 악화시킵니다. 이러한 다양한 원인과 이를 해결하기 위한 방법 및 치료 등에 대해서는 뒤에서 설명하겠습니다.

만성적인 염증반응이 문제다

● 앞에서 설명한 바와 같이 당뇨황반부종은 당뇨 환자의 망막 중심부인 황반의 두께가 증가하는 것입니다. 스펀지를 예로 들어 쉽게 설명하면 얇은 두께의 스펀지가 물이 차서 부풀어 오르거나, 스펀지 내로 기름 찌꺼기가 끼기도 하고, 바닥에 붙어 있던 얇은 스펀지가 떨어지기도 하는 등의 모양으로 나타납니다. 즉, 매끄럽고 균일한 두께의 신경조직(카메라의 필름)이 휘어지

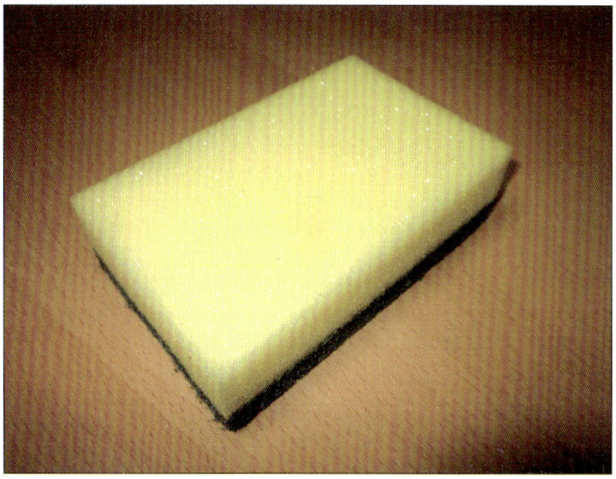

그림 1 당뇨황반부종은 당뇨 환자에게서 망막의 중심부인 황반의 두께가 증가하는 것으로 스펀지가 물이 차서 부풀어 오르는 것과 비슷하다

고 떨어져서 사물이 휘어져 보이고 중심 시력의 저하가 발생해, 시간이 경과하면 영구적인 실명에 이를 수도 있는 무서운 질병입니다. 최근에 다양한 치료방법이 개발되어 과거보다는 상당한 발전을 보이고 있지만, 여전히 우리나라를 포함한 선진국에서 실명의 주요 원인입니다(그림 1).

당뇨 환자에게, 정확히 말해서 당뇨망막병증환자에게 황반이 두꺼워지는 이유를 어떻게 설명해야 할지 고민이 많습니다. 많은 연구와 임상경험으로 다양한 기전을 설명하지만 이를 아직도 단정적으로 설명하기란 쉽지 않기 때문입니다. 하지만 최근에는 눈 속에 혈관내피성장인자(VEGF, Vascular Endothelial Growth Factor)라는 성장인자가 가장 중요하다고 인정되어 이를 감소시키기 위한 항체 주사(항VEGF)가 보편화되어 있습니다. 이에 대해서는 뒤에서 다시 설명하겠습니다.

당뇨황반부종 발병도 만성적으로 지속된 경도의 염증반응(만성 염증반응)으로 설명하는 것이 현재로서는 가장 쉽고 적합하다고 생각할 수 있습니다. 즉, 모세혈관이라는 아주 작은 혈관에 염증이 생겨서 혈관의 투과성이 증가하여 혈관 내의 혈장 성분이 혈관 밖으로 빠져나가 혈관 주변의 조직(망막신경조직)에 축적됩니다. 쉽게 말하면 수도관처럼 튼튼해서 수도관의 물이 밖으로 새어 나가지 않아야 하는데, 사람 몸속의 혈관은 이처럼 튼튼하지 못해 염증에 의해 쉽게 손상되어 혈관 내의 피와 기름이 약해진 혈관벽을 뚫고 빠져나가 망막에 축적되어 두꺼워집니다. 《미국안과학회지(American Journal of Ophthalmology)》에 발표된 당뇨황반부종에 대한 연구에서도 만성적인 염증반응이 주요한 원인으로 확인되었습니다.

당뇨황반부종 치료가 가능한가요?
당뇨황반부종으로 인한 실명을 막을 수 있나요?

● 실제로 환자 및 보호자에게서 가장 많이 듣는 질문입니다. 정답은 두 가지입니다. 첫째는 '가능하다'이고, 둘째는 '불가능하다'입니다. 아니면 '솔직히 말씀드리면 잘 모르겠습니다'라고 말하는 것이 가장 정직한 답이 될 것입니다.

다시 당뇨병이 왜 발병하는지 생각해 보아야 합니다. 당뇨병은 생활습관병이라고 합니다. 즉, 건강에 나쁜 영향을 주는 생활습관이 장기간 지속되어 포도당과 인슐린 대사에 악영향을 끼쳐 고혈당이 되고, 이로 인해 사람 몸속에 있는 대부분의 혈관을 손상시키는 혈관병입니다. 이 중에서도 가장 먼저, 가장 쉽게 손상되는 곳이 망막 모세혈관이고 이로 인해 당뇨망막병증과 당뇨황반부종이 발생합니다.

망막 모세혈관이 가장 먼저 손상된다고 하나 하루아침에 손상되어 망막병증과 황반부종이 발생하지는 않습니다. 특히 당뇨황반부종이 발생하고 이로 인해 시력에 문제가 생겼다는 것은 이미 상당히 오래전부터 당뇨병과 당뇨망막병증이 시작되었음을 뜻합니다. 최소한 5년 또는 10년 전부터 문제가 발생했는데 이것을 모르고 병을 키워 온 것입니다. 환자가 느낄 수 있는 자각증상이 없고 아주 경미한 증상만이 생겼을 때에도 이미 치료가 불가능할 정도로 진행된 경우를 흔하게 볼 수 있습니다.

필자가 경험한 환자를 소개하면 30대 초반의 젊은 남자 환자인데 10년 전 당뇨병을 진단받았지만 진단 직후부터 생활습관 관리를 매우 잘하고 내과에서 지시하는

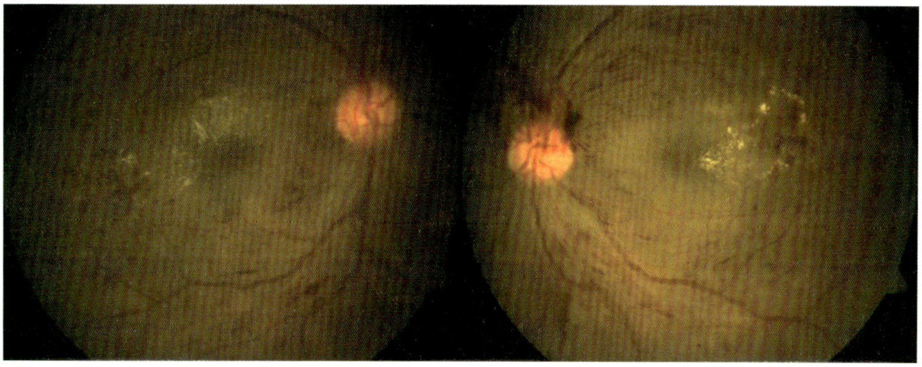

그림 2 황반부종

대로 규칙적으로 10년간 병원도 다녔으며 혈당도 잘 조절하고 있었습니다. 더군다나 시력도 너무 좋아 당뇨망막병증은 걱정도 안 하고 지내던 분인데 최근에 한쪽 눈에만 아주 경미한 날파리증이 생겼지만 시력에는 큰 문제가 없어서, 큰 걱정 없이 확인 차원에서 안과에 오셨는데 망막 정밀 검사를 하니 이미 상당히 진행된 당뇨망막병증에 동반된 유리체출혈과 당뇨황반부종이 있었습니다(그림 2).

당뇨병은 아무런 증상 없이 진행하는 경우가 대부분입니다. 어설픈 당뇨병 상식은 차라리 잊어버리고 당뇨병이 생기지 않게 건강한 생활습관을 유지하는 것이 최상입니다. 일단 당뇨병이 발병했다면 편안한 마음으로 당뇨병을 받아들여야 합니다. 혈당을 낮추려고 노력하면서 망막병증을 포함한 당뇨합병증검사를 조기에 시행해야 합니다. 당뇨병이 무서운 것은 합병증이 발생하는 것이고 더 무서운 것은 당뇨 합병증 조기 발견이 늦어지는 것입니다. 즉, 당뇨병이 아무리 무서워도 합병증이 발생하지 않거나 조기에 발견되면 큰 문제가 되지 않습니다.

조금 전에 언급한 30대 남자 환자와 같이 상당히 진행된 후 당뇨망막병증(당뇨황반부종)을 진단받고 치료를 하는 경우에는 실명의 위험이 꽤 높습니다. 하지만 최근에는 당뇨황반부종에 대한 치료방법이 늘어났고, 치료 효과에도 상당한 발전이 있어 오히려 시력이 호전되어 정상적인 시력을 유지하는 당뇨황반부종 환자도 많이 볼 수 있습니다. 어느 시점에 진단을 받고 치료가 시작되었는지가 중요한데, 실제로 필자가 치료하는 당뇨황반부종 환자의 3분의 1은 좋은 시력을 유지하고, 또 다른 3분의 1은 좋은 시력은 아니지만 실명의 위험은 없이 지내고 있으며, 나머지 3분의 1의 환자는 실명에 가까운 시력을 보입니다. 당뇨병 환자의 실명을 막기 위해서 안과 의사, 망막 전문의, 내과 의사, 당뇨 환자 및 가족의 유기적인 관계가 지속되어야 하고, 이를 통해서 조기 진단과 조기 치료가 가능해야 합니다. 암에 대한 조기 진단과 조기 치료의 중요성이 강조되는 것과 비슷하다고 할 수 있습니다. 당뇨황반부종의 최신 치료방법에 대해서는 뒤에서 언급하기로 하겠습니다.

당뇨황반부종 최신 치료방법에는 어떤 것이 있나요? 그 효과는?

● 장기간에 걸친 엄격한 혈당 조절과 혈압 조절을 통하여 시력 상실의 위험을 낮출 수 있고, 혈중지질을 조절하여 당뇨황반부종의 발생 빈도를 줄일 수 있습니다. 하지만 이러한 전신 치료는 예방적 측면으로 치료적 관점에서는 부족함이 많습니다.

오래전부터 시행 중인 당뇨황반부종 치료 — 황반 레이저 치료

● 황반 레이저 치료는 1980년대 초반에

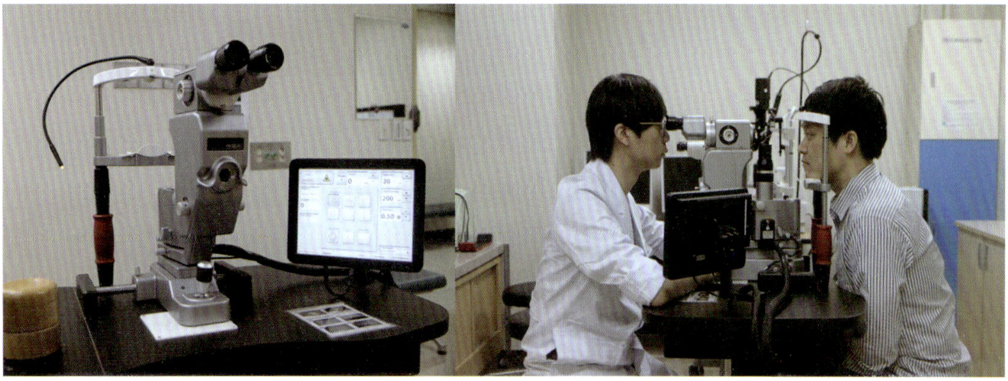

그림 3 레이저. 당뇨망막병증과 황반부종의 치료를 위하여 레이저 치료를 시행하기도 한다

시행된 연구(조기 치료 당뇨망막병증 연구, ETDRS)를 통해서 검증된 치료법입니다. 레이저 치료를 통하여 중등도 시력 손상의 발생 빈도를 반 정도 줄일 수 있었습니다. 그러나 시력이 향상된 경우는 드물어 치료 효과가 늘 만족스럽지만은 않았습니다(그림 3).

당뇨황반부종 최신 치료

1. 유리체강 내 스테로이드 주사

● 스테로이드는 염증을 감소시키는 효과와 더불어 혈관내피성장인자(VEGF, Vascular Endothelial Growth Factor)에 강력한 억제작용을 보이기 때문에 당뇨황반부종에 효과가 있습니다. 미국의 당뇨망막병증 임상연구망(DRCR.net)에서 유리체강 내 트리암시놀론 주사 치료가 황반 레이저 치료와 비교하여 단기 효과(치료 후 4개월 시점)가 있음이 입증되었고, 특히 백내장 수술을 이미 받은 환자에게서는 부작용의 우려가 적다는 장점이 있습니다.

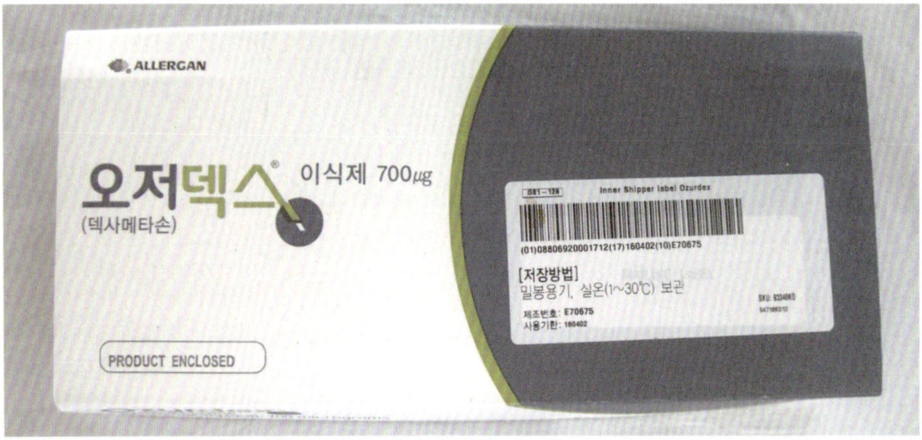

그림 4 덱사메타손 삽입물(오저덱스® 이식제). 당뇨황반부종의 치료제로 사용된다

또한 최근에는 트리암시놀론의 부작용을 개선한 약제인 유리체강 내 덱사메타손 삽입물(오저덱스 이식제)이 임상에서 치료제로 사용 중으로, 당뇨황반부종에도 시도되어 치료방법의 선택 폭이 넓어졌으며 그 효과도 매우 고무적입니다(그림 4).

당뇨황반부종 최신 치료

2. 유리체강 내 항혈관내피세포성장인자(Anti-VEGF) 주사

● 혈관내피성장인자는 망막 혈관 누출을 유발하여 당뇨황반부종을 일으키는 가장 강력한 원인으로, 이 점이 알려지면서 이를 억제하려는 항혈관내피성장인자 주사 치료가 널리 사용되고 있습니다. 시력 예후를 개선시키고 이러한 약제 주사에 따른 안전성 문제도 규명되어 아바스틴®과 루센티스®, 아일리아®가 임상에서 이용되고 있고, 현재 국내에서는 루센티스가 당뇨

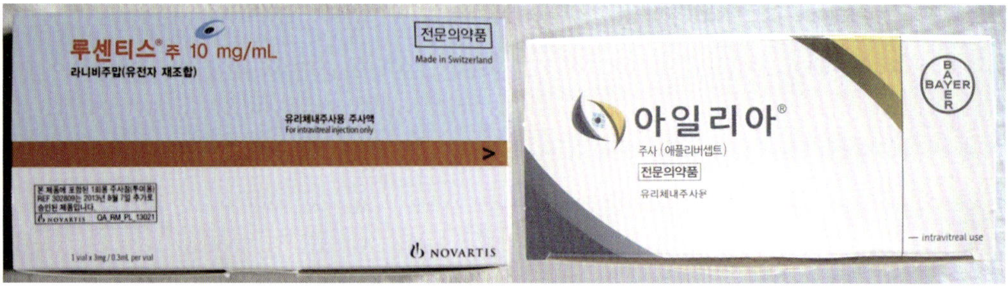

그림 5 항혈관내피세포성장인자항체. 망막 혈관 누출로 인한 당뇨황반부종 치료제로 사용된다

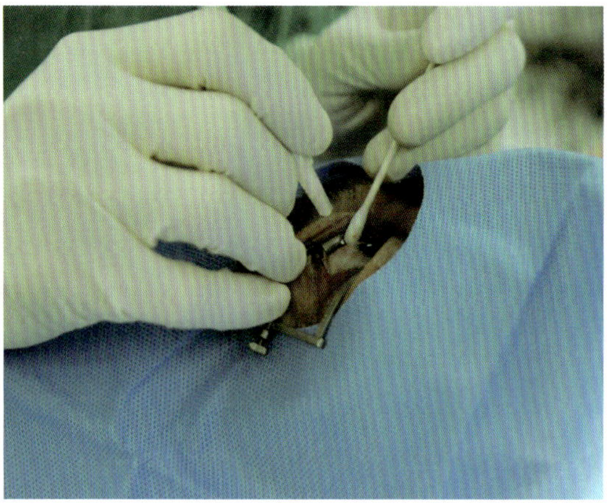

그림 6 유리체강 내 항혈관내피성장인자(Anti-VEGF) 주사

황반부종 치료제로 승인받았습니다(그림 5).

미국의 당뇨망막병증임상연구망의 연구결과 라니비주맙(루센티스®) 주사군에서 레이저 치료군과 트리암시놀론 주사군보다 시력 예후가 우수하였고 부작용의 우려도 높지 않아 치료제로 인정되었습니다(그림 6).

당뇨황반부종 수술 치료. 유리체절제술(망막 수술)

● 최근에는 기존의 황반 레이저 치료와 최근에 시행 중인 유리체강 내 스테로이드 또는 항혈관내피성장인자 주사 치료에 반응하지 않거나, 이러한 치료 후에 호전을 보였으나 반복적으로 재발하는 당뇨황반부종 치료에 선별적으로 시행한 수술(유리체절제술)의 효과가 입증되고 있습니다.

당뇨황반부종 치료에도 효과가 없는 환자는 어떻게 해야 하나요? 결국 실명이 되는 건가요?

● 앞에서 언급한 바와 같이 실제로 임상에서 치료를 통해 경험하게 되는 당뇨황반부종 환자의 3분의 1은 치료시기를 놓쳐서이기도 하고, 적절한 시기에 치료했으나 좋은 반응을 보이지 못해 실명에 가까운 상태에 직면합니다. 이러한 환자를 만날 때마다 이를 치료하는 임상의사로서 고뇌에 빠지게 됩니다. 물론 환자 본인과 가족의 고충은 그 무엇보다도 크다는 것을 잘 알고 있습니다.

아직까지는 이러한 경우에 특별히 효과적인 치료방법이 있는 것은 아닙니다. 기존의 치료를 다시 반복하는 것이 최선일 것입니다. 이때 치료 효과가 다시 나타나면 좋겠지만 대부분 일시적이거나 거의 치료반응이 없는 것이 현실입니다. 불치병이라고 생각되는 당뇨황반부종 환자들을 만나면서 다시금 당뇨병에 대한 두려움과 공포를 느끼며, 당뇨병을 원론적으로 다시 생각해 보게 됩니다. 필자가 경험한 대표적인 환자는 50대의 전문직 남자로 당뇨 및 고혈압을 오래전에 진단받았고 어느 정도 당뇨와 고혈압이 조절되고 있는 상태에서, 시력이 떨어지는 것 같아 안과에 찾아와 당뇨황반부종을 진단받았습니다. 앞에서 언급한 당뇨황반부종 치료법인 황반 레이저 치료, 유리체강 내 스테로이드 주사 및 항혈관내피성장인자 주사 등을 시행하면서 일시적으로 호전되었으나 재발하여 수술적 치료(유리체절제술과 백내장 수술)도 시행하였습니다. 치료 후에 어느 정도 안정되었지만 시간이 지나 재발하여 다시 주사 치료를 하였고, 그럼에도 불구하고 또 재발하였습니다. 이때 환자와 그 가족과 오랜 시간 상담과 고민을 하면서 다른 문제를 알게 되었습니다. 업무상 스트레스가 상당하였고 운동 부족도 심각했습니다.

스트레스와 운동 부족이 해결되면서 불치였던 당뇨황반부종이 치료되었다

● 이 50대 남자 환자는 가족회의를 거쳐 1년간 휴직을 하고 전원생활을 시작하였습니다. 전원생활을 하면서 스트레스도 사라졌고, 운동 부족도 간단한 농사일과 함께 자연적으로 해결되었습니다. 혈당과 혈압도 약물 치료를 줄이면서도 잘 조절되었고, 가장 놀라운 변화는 시력의 호전이었습니다. 전원생활을 6개월 한 후 안과를 방문했을 때 너무나 기쁘고 믿을 수 없다는 표정으로 오셨는데, 시력도 많이 좋아졌고 황반부종도 거의 해소되었습니다. 이후 1년 정도 전원생활을 지속하셨고, 직장 복귀 후에도 스트레스 조절과 적당한 운동을 하시면서 당뇨황반부종에 의한 시력 저하의 재발 없이 잘 지내고 있습니다. 이러한 환자들을 치료하면서 당뇨병에 대한 원론적인 이해와 치료가 의미가 있다고 생각하게 됩니다.

전체론적 건강(Holistic Health) 관리를 통한 당뇨황반부종의 치료

● 전체론적 의학(Holism)이란 질병 치료 시 환자의 심신과 생활방식 등을 포함하여 총체적으로 접근해야 한다고 보는 관점으로, 정신, 신체, 환경이 적당히 조절되어 주어진 조건에서 최고의 생활의 질을 얻을 수 있는 상태를 전체론적 건강(Holistic Health)이라고 합니다.

당뇨병을 생활습관병이라고 말하는 이유는 잘못된 생활습관 때문에 병이 생긴다는 뜻입니다. 이를 긍정적으로 받아들이면 생활습관을 잘 유지하는 것만으로도 당뇨 합병증을 막을 수 있고 당뇨병이 생기는 것까지도 막을 수 있다는 의미입니다. 이를 당뇨황반부종의 발병 및 치료와 연관지어 생각하면 건강한 생활습관을 통해서 당뇨황반부종의 예방과 치료가 가능한 것입니다. 임상에서 흔히 접하는 사례는 아니지만, 앞에서 언급한 50대 남자 환자에서처럼 적당한 운동과 스트레스 해소 등의 생활습관 개선이 당뇨황반부종의 치료법이 될 수 있습니다. 건강한 생활습관을 통해서 설사 당뇨황반부종의 호전과 시력 개선 효과까지는 경험하지 못하더라도, 당뇨가 잘 관리되고 건강한 삶을 유지할 수 있다는 장점도 있습니다.

운동은 약이다. 운동을 통한 스트레스 해소와 인슐린 기능 개선 효과를 경험하자

● 몸을 움직이는 것, 즉 운동은 약을 쓰는 것보다 효과가 있다고 합니다. 장기간 운동을 지속하면 당뇨가 발생하기 전에 가지고 있던 인슐린의 기능으로 회복되며, 몸을 움직이는 것만으로도 기분이 상쾌해지고 스트레스가 해소됩니다. 사람마다 스트레스를 해소하는 방법은 술을 마시거나 음식을 먹는 등 다양하고, 특히 당뇨 환자의 상당수는 부족한 시간과 경제적 이유 등으로 스트레스를 해소하지 못하는 경우가 많습니다. 지금부터라도 시간을 쪼개서 운동을 시작하고 스트레스를 날려 버려야 합니다. 시작이 반이라고 합니다. 운동을 시작하는 것이 어렵지 운동을 통한 스트레스 해소를 경험하면 운동을 중단하는 것이 더 어려울 것입니다. 필자도 어려서부터 운동을 통해서 건강을 유지하고 스트레스를 푸는데, 최근에는 요가를 규칙적으로 합니다. 요가, 걷기, 달리기, 수영 등의 쉽게 접할 수 있는 유산소 운동을 권장합니다. 다만 운동 효과는 3일 이내에 저하되므

로 한 주에 3일 이상, 하루에 20–30분 이상의 운동이 효과적입니다. 기분이 좋아지고 스트레스가 해소되면서 삶의 질까지도 향상될 것입니다.

담배는 끊어야 한다

● 흡연은 2형 당뇨병의 위험 인자로 밝혀져 있습니다. 당뇨병은 혈관병이라고 말했듯이 혈액순환이 저하되는 것이 가장 큰 문제인데 여기에 흡연까지 하면 불에 기름을 붓는 것과 마찬가지입니다. 흡연이 건강에 해로운 주된 이유가 혈관을 수축시켜 혈액순환이 나빠지기 때문입니다. 당뇨 환자가 흡연을 하는 것은 당뇨 합병증으로 가는 지름길입니다. 흡연은 혈관을 수축시키고 손상을 입히고, 비만을 촉진하고 인슐린 기능을 저하시킵니다. 지금 당장 금연해야 합니다. 금연에 성공하면 혈액이 깨끗해지고 혈압도 낮아지고 가족과 주위 사람들도 좋아할 것입니다(그림 7).

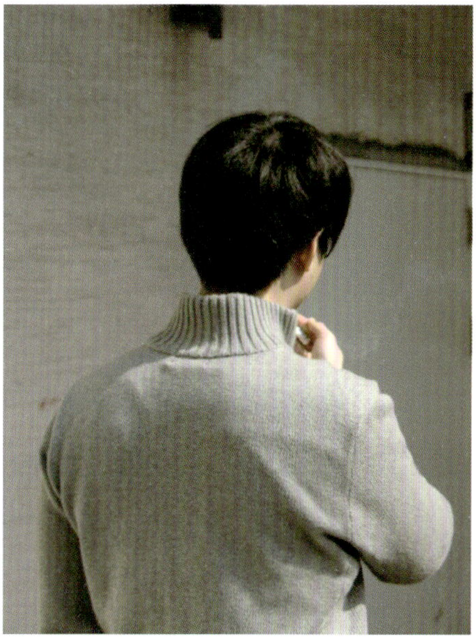

그림 7 금연은 필수다

의학칼럼 5

영아의 눈과 모빌, 그리고 우리 아기의 시력 발달

종종 갓 태어난 아기들이 언제쯤 볼 수 있는지 질문을 받습니다. 모빌은 언제부터 달아 주면 되는지, 모빌이 시력 발달에 도움이 되는지, 우리 아기의 시력 발달이 잘 되고 있는지 엄마들은 무척 궁금해합니다.

출생 시 눈의 크기는 성인의 65% 정도이지만 기능적으로는 아직 발달되지 않은 상태입니다. 밝은 빛에 노출되면 눈을 감는 반응은 생후 수일 내에 확인할 수 있습니다. 그리고 신생아의 시력은 대략 0.05 정도라고 추정되는데 생후 1개월이 되면 45–90도의 시야각 내에서 물체가 움직일 때 눈으로 따라가며 보는 것을 확인할 수 있습니다. 생후 2개월이 되면 180도 시야각에서 물건을 쫓아 바라볼 수 있고, 4–5개월이 되면 물체를 따라 손을 움찔거리고, 6개월에는 물체를 붙잡을 수 있습니다. 중요한 것은 움직이는 물체가 아기에게 흥미로운 것이어야 반응을 보일 것입니다. 시력은 점점 발달해서 만 3세 정도면 0.6–1.0, 만 5–6세경에는 성인의 정상 시력인 1.0에 도달하게 됩니다. 숫자를 읽을 수 있는 나이가 되면 시력검사를 받아 보는 게 좋습니다. 시력 발달이 덜 되었다면 원인을 찾아서 치료해야 하기 때문입니다.

시력은 적절한 시자극을 통해서 발달합니다. 어떤 아기는 한쪽 눈에 선천적인 눈꺼풀 처짐이 있어서 빛이 눈으로 들어가는 것이 차단된다면 그 눈의 시력은 발달되지 않고 약시가 되기도 합니다. 모빌은 아기에게 시자극을 주어서 시력 발달에 도움을 줄 수 있습니다. 아기가 눈 뜨고 지내는 시간이 늘어났지만 엄마가 계속 함께하지 못할 때, 아기는 움직이는 모빌을 보면서 계속해서 시자극을 받을 수 있기 때문입니다. 모빌의 설치는 물체를 따라 볼 수 있는 생후 1개월 이후가 좋겠습니다. 단, 아직 시야각이 좁으니 얼굴 정면에서 움직여야 볼 수 있습니다.

두 눈은 한 곳을 바라보아야 합니다.

그렇지 않고 두 눈의 시선이 어긋나는 것을 사시라고 합니다. 눈이 코 쪽으로 몰려 보인다며 안과에 찾아오시는 경우가 많이 있는데 정상아도 생후 수개월 동안 일시적으로 눈이 몰리기도 하고, 또 아기들은 콧대가 낮고 눈동자 안쪽이 눈꺼풀에 가려서 눈이 몰려 보이기도 합니다. 생후 6개월 이후에도 눈이 코 쪽으로 몰려 보인다면 병원 진료를 받는 것이 좋습니다. 영아 내사시의 경우에 적절한 치료시기를 놓치면 시력 발달을 저해할 수 있기 때문입니다.

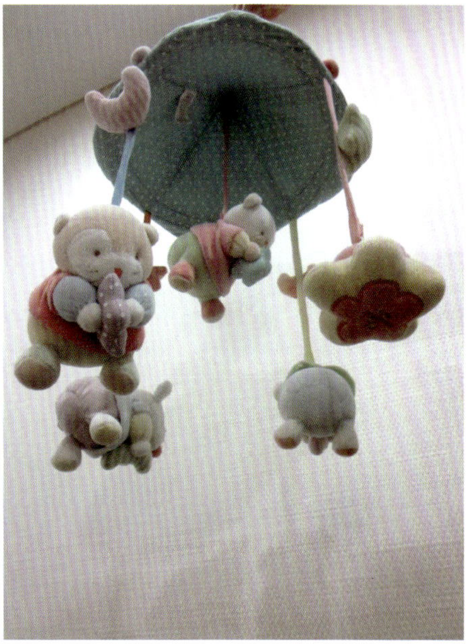

그림 1 모빌

태어날 때 아기의 눈은 다소 원시입니다. 원시는 7세까지 증가한 뒤에 점점 감소하게 됩니다. 아이들은 조절력이 좋아서 원시 때문에 안경을 써야 하는 경우는 드뭅니다. 그렇지만 원시가 심해서 시력이 낮거나 원시 때문에 조절내사시가 생긴 경우는 안경을 꼭 써야 합니다. 눈이 성장하면서 보통 원시는 점점 감소하게 되며 원시 안경을 벗을 수 있게 됩니다. 원시가 없어진 후에도 눈의 길이가 더 길어진다면 근시가 발생하게 되는데, 우리나라 아이들은 근시인 경우가 많습니다. 근시로 인해 칠판 글씨가 잘 안 보이게 되면 안경이 필요합니다. 안경을 쓴다고 해서 근시가 더 빨리 나빠지는 것은 아닙니다. 근시로 진행되는 이유는 아직 명확히 밝혀지지 않았지만 날씨 좋은 날 야외 활동을 많이 하는 것이 근시 진행을 막는데 도움이 된다고 알려져 있습니다. 또한 책을 볼 때는 적어도 1시간마다 먼 곳을 바라보면서 휴식시간을 갖는 것이 좋습니다.

시력 발달에 도움이 되는 음식에는 어떤 것들이 있느냐는 질문도 많이 받습니다. 모유에는 뇌와 망막세포의 지방막을 이루는 성분인 DHA가 풍부한데, DHA는 정상적인 뇌 기능과 망막 기능 유지에 필수적인 지방산이기 때문에 모유를 수유하는 것이 아기의 시력 발달에 도움을 줄 수 있습니다. DHA는 등 푸른 생선에도 많이 함유되어 있습니다. 또 비타민 A는 망막 내에서 빛을 감지하는 시세포의 색소를 형성하는 데 꼭 필요한 영양분으로 각막과 결막의 상피세포 합성 등에도 필요합니다. 따라서 비타민 A가 결핍되면 야맹증의 증상이 나타나며, 안구건조증 등이 발생할 수 있습니다. 비타민 A는 당근, 브로콜리, 고구마, 버터, 시금치 등에 풍부하며 치즈, 계란, 우유 등에도 포함되어 있습니다. 그 밖에 안토시아닌이 풍부한 블루베리나 포도 등이 도움이 될 수 있습니다. 안토시아닌은 망막에 있는 로돕신이라는 색소의 재합성을 촉진하며, 눈의 피로를 감소시키는 효능이 있다고 알려져 있습니다. 그렇지만 시력 발달을 위해 꼭 챙겨 먹어야 하는 음식이 따로 있지는 않으며, 편식하지 않고 고루고루 먹는다면 시력은 잘 발달할 것입니다 (그림 1).

의학칼럼 6

눈 CT? 안과 검사?

우리 눈에는 카메라의 필름에 해당하는 망막이라는 신경조직이 눈 안쪽에 있습니다. 이러한 망막에 병이 있어서 안과에서 진료를 받을 때 기본적인 현미경 및 안저검사 이외에 여러 가지 검사들이 더 있습니다. 의학이 발달함에 따라 안과 검사들도 매우 빠르게 발전하고 있고, 그만큼 더 정확한 진단이 가능하게 되었습니다.

대표적인 검사 몇 가지를 설명드릴까 합니다.

첫 번째는 진료를 받으러 가면 비교적 흔히 하게 되는 눈 CT검사입니다. 이는 일반인들이 이해하기 쉽게 눈 CT라고 설명하지만, 실제 우리가 영상의학과에서 찍는 머리 CT나, 배 CT와는 원리가 조금 다릅니다. 머리 CT나 배 CT인 경우는 방사선을 이용한 검사이지만, 안과에서 하는 눈 CT검사는 방사선이 아닌 빛을 이용한 검사입니다.

원래는 빛간섭단층촬영(OCT)이라고 하는 검사로 우리가 검사하고 싶은 눈에 파장이 일정한 빛을 비춘 후에 반사되어 오는 빛을 이용하여 눈의 미세구조를 자세히 볼 수 있는 검사입니다.

우리 눈의 망막에 있는 미세구조와 눈신경 등을 검사할 수 있고, 최근에는 망막 뒤쪽의 맥락막이라는 혈관으로 구성된 부분도 촬영할 수 있는 기기들이 개발되고 있습니다.

이러한 빛간섭단층촬영은 이전에 눈 안을 직접 들여다보는 안저검사만 시행했던 것에 비해, 눈에 보이지 않는 미세한 질환들을 발견해 내는 데 큰 도움이 되었습니다. 또한 최근에 많이 늘어나고 있는 나이 관련 황반변성 등에 항체 주사 치료를 하는 데 있어 치료의 방향을 결정하는 데 많은 역할을 하고 있습니다.

빛간섭단층촬영은 눈의 동공을 확장해서 촬영하기도 하고, 확장을 하지 않고 촬영하기도 합니다. 가능하다면 동공을 확장해서 검사를 하는 것이 좋은 검사 결과를 얻는 데 도움이 됩니다.

요즘은 기술이 많이 발달되어, 고해상도의 영상을 얻는 것이 가능합니다. 하지만 이러한 검사도 백내장이나 눈 속 출혈 등 눈의 다른 병이 있을 때는 촬영이 어려울 수 있습니다.

이 검사는 방사선을 사용하는 검사가 아니기 때문에 노약자, 어린이, 임산부도 해가 없이 촬영할 수 있다는 장점이 있습니다.

두 번째는 형광안저촬영입니다. 말이 어려워서 복잡한데, 쉽게 설명하자면 우리가 어둡게 보이는 방이나 건물 안에서 환하게 보고자 형광등을 켜는 것이라 생각하면 이해하기가 조금 쉬울 것입니다. 눈 안쪽에 있는 망막과 맥락막이라는 부분은 많은 혈관들이 지나갑니다. 당뇨병으로 인한 망막병증을 비롯한 많은 수의

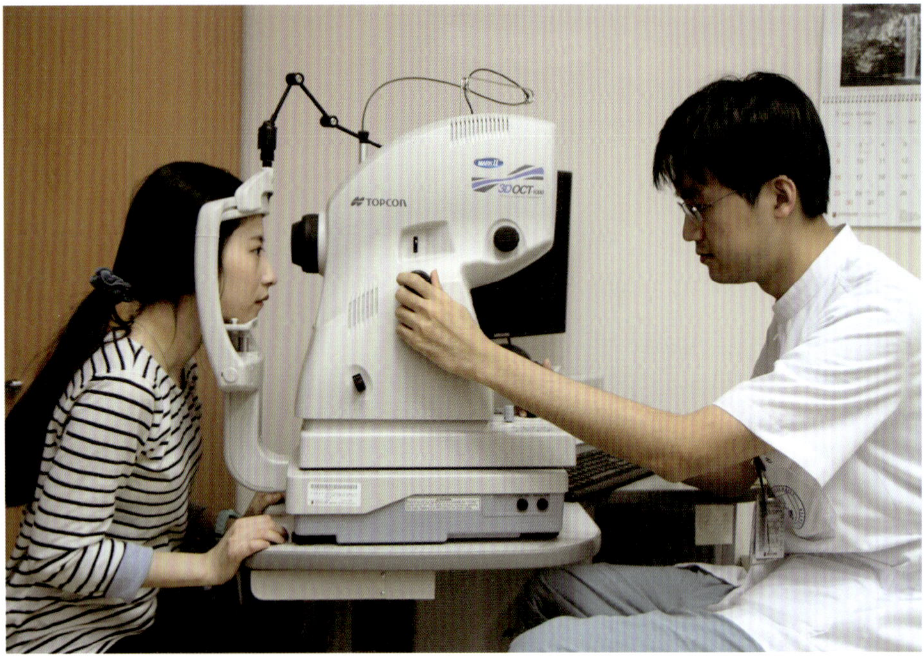

그림 1 눈 CT

망막의 병이 이러한 혈관에서 이상이 생겨 오는 경우가 많아, 각종 혈관의 상태나 다른 이상을 발견하는 데 필수적인 검사라 하겠습니다.

검사에서는 팔에 주사를 맞고 연속적으로 눈 안을 촬영하면서 여러 가지 영상을 얻게 됩니다. 이러한 검사에서 촬영된 초반, 중반, 후반 영상을 비교하며 빛간섭단층촬영 결과와 함께 망막의 이상을 알아내게 됩니다. 이러한 검사의 주사약에는 플루레신이라는 약과 인도사이아닌그린이라는 약이 있습니다. 그때그때 필요한 검사에 맞는 약을 쓰는데, 두 가지 약을 모두 맞고 촬영을 해야 하는 경우도 있습니다. 검사를 하기 위해서는 눈의 동공을 확장해야 하기 때문에 검사를 받는 날은 확장되었던 동공이 원래대로 돌아오는 데도 시간이 좀 걸릴 수 있어, 가까이 있는 것이 잘 안 보일 수 있고, 운전을 하는 것이 위험할 수 있습니다.

이 검사는 협조가 안 되는 어린이나 노약자의 경우는 검사가 어려울 수 있고, 임산부는 검사를 하지 않는 것이 좋습니다. 또한 평소 알레르기가 있는 분들이나 신장이 안 좋거나, 간이 안 좋은 분들은 먼저 의사와 상담을 한 후에 검사를 하는 것이 좋습니다(그림 1).

chapter 4

무엇이 문제인가?

눈 합병증의 원인

네 번째 이야기

무엇이 문제인가?

– 눈 합병증의 원인

눈의 구조

● 사람의 눈은 사물의 형태와 움직임, 색깔을 인지하기 위해 외부의 빛을 받아들여 전기 신호로 바꾸어 뇌로 보내는 일을 합니다. 비슷한 구조를 가진 카메라를 생각해 보면 눈의 구조를 이해하기 쉽습니다. 카메라의 외부는 복잡하고 섬세한 내부 기계장치들을 보호하기 위해 단단한 금속 상자 형태로 되어 있습니다. 그리고 상자 앞쪽에는 유리로 된 돋보기 렌즈가 위치하고 있으며, 여기를 통해 외부의 빛이 카메라 안으로 들어갑니다. 우리 눈에서는 공막이 케이스처럼 단단하게 내부 구조물을 보호하는 역할을 합니다. 공막은 우리가 흰자위라고 부르는 부위인데, 카메라와 달리 전후좌우 자유자재로 움직여야 하기 때문에 동그란 공 모양을 하고 있습니다. 눈을 전후좌우로 움직이는 것은 공막에 한 눈당 6개씩의 근육들이 붙어 있기 때문에 가능합니다. 이 근육들을 외안근이라고 하며 각각 위쪽, 아래쪽, 왼쪽, 오른쪽, 시계 방향 회전, 반시계 방향 회전 운동을 담당합

니다(그림 1).

카메라에서 렌즈는 사물에서 조사된 빛을 모아서 필름에 초점을 맺게 하는 역할을 합니다. 우리 눈에서 카메라 렌즈와 같은 일을 하는 부위는 각막과 수정체입니다. 각막은 검은 눈동자 앞부분을 이루는 투명하고 볼록한 부분을 말하며 각막 안쪽에 돋보기 렌즈와 비슷한 모양을 한 수정체가 위치합니다. 카메라로 사진을 찍기 위해서는 초점을 맞춰야 합니다. 초점을 맞춘다는 것은 렌즈를 미세하게 앞뒤로 움직여서 정확히 필름 위에 빛이 모이도록 조정하는 과정을 말합니다. 요즘의 카메라들은 대부분 이 과정이 자동적으로 이루어집니다. 우리의 눈도 수정체를 이용하여 사물의 거리에 따라 초점을 맞추는 작업을 자동적으로 시행하는데, 카메라처럼 렌즈를 앞뒤로 움직이는 것이 아니라 수정체의 두께를 변화시킵니다. 즉 가까운 사물을 볼 때는 수정체가 두꺼워지고, 먼 사물을 볼 때에는 수정체가 얇게 변형되어 망막에 정확히 초점이 맺힐 수 있게 합니다. 나이가 들면 수정체가 노화되어 단단하게 변하는데 이렇게 되면 두께 변화가 잘 되지 않아 초점 조절에 어려움을 겪습니다. 이것을 노안이라고 하며 가까운 글씨를 볼 때 돋보기 안경을 써야 초점이 맞게 됩니다.

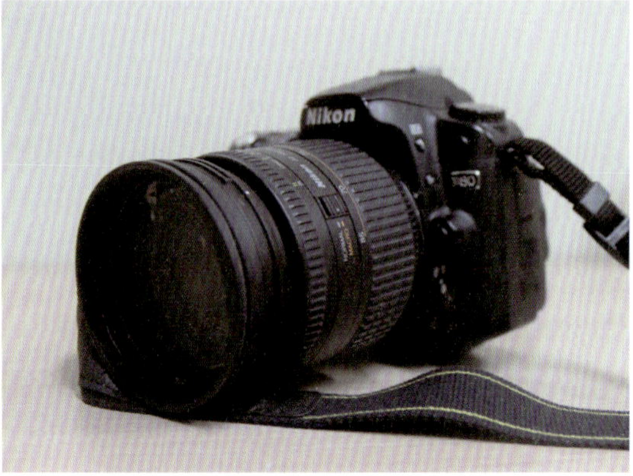

그림 1 사람의 눈의 구조는 카메라와 유사하다

또, 각막과 수정체 사이에는 짙은 갈색의 도넛 모양을 한 홍채가 있습니다. 홍채는 밝은 곳에서는 오므라들어 빛이 눈 속으로 조금만 들어가게 하고, 어두운 곳에서는 넓게 벌어져서 눈 속으로 많은 빛이 들어갈 수 있게 합니다. 카메라에서는 조리개가 이 역할을 하지요. 이 홍채의 움직임도 나이가 들면서 느려지고 약해져서 노안 증상을 더 악화시킵니다.

예전에는 카메라에 필름을 넣고, 촬영을 하고 난 후에 현상 작업을 맡겨야 사진을 볼 수 있었는데, 요즘 널리 쓰이는 디지털카메라에는 필름 대신 센서가 들어가 있어서 촬영을 하자마자 바로 사진을 볼 수 있게 되었습니다. 센서는 렌즈에서 모아 준 빛 신호를 전기 신호로 바꾸는 역할을 하는데, 사람의 눈에도 정확히 같은 역할을 하는 부위가 있습니다. 바로 망막입니다. 망막은 안구의 가장 안쪽 층에 넓게 펼쳐진 모양을 하고 있으며 두께는 0.1–0.2mm 정도입니다. 망막은 시세포층, 연결세포층, 신경섬유층 등 여러 층의 세포들이 겹겹이 쌓여 있는 형태로 중간중간 혈관이 지나가는 구조로 되어 있습니다.

요즘 많이 쓰이는 디지털카메라의 성능을 나타내는 용어 중에 화소라는 것이 있는데, 빛을 받아들이는 감광소자의 개수를 뜻합니다. 화소수가 많다는 것은 감광소자가 더 촘촘히 박혀 있다는 뜻으로, 그만큼 물체의 모양을 더 세밀하게 기록할 수 있다는 것을 알려 줍니다. 일반인들이 사용하는 콤팩트 디지털카메라의 경우 약 1천만–2천만 화소의 해상도를 가지고 있습니다. 즉 감광소자가 1천만–2천만 개 들어 있다는 말이 됩니다. 우리 눈의 망막에도 카메라의 감광소자와 똑같은 일을 하는 세포가 있습니다. 이것을 시세포라고 하며 모양에 따라 원뿔세포와 원통세포로 나눕니다. 건강한 망막의 경우 약 7백만 개의 원뿔세포와 약 1억 개의 원통세포를 가지고 있습니다. 이렇게 보면 우리의 눈은 1억 화소가 넘는 초고성능 카메라라고 할 수 있습니다. 원뿔세포는 환한 빛 아래에서 작동하며 사물의 세밀한 모양과 색깔을 받아들이는 역할을 합니다. 원통세포는 어두운 빛 아래에서 작동하며 사물의 움직임과 명암을 구별하는 역할을 합니다.

이렇게 각막과 수정체를 통해 모인 빛은 망막에 위치한 시세포에 의해 전기 신호로 바뀌고, 이 전기 신호는 시신경을 통해 뇌로 전달됩니다. 그러면 우리의 뇌는 수많은 시신경으로부터 받아들인 각각의 전기 신호들을 컴퓨터처럼 분석하여 원래 사물의 형태와 색을 인지해 낼 수 있게 되는 것입니다. 우리 몸의 여러 다른 장기들도 이와 같이 신경을 통해 뇌와 연결되어 있습니다. 일례를 들면, 귓속에 있는 달팽이관은 소리를 감지하는 감각기관입니다. 음파에 의한 진동이 달팽이관 안쪽의 청각세포를 자극하면 그 신호가 청신경을 통해 뇌로 전달되어 우리가 소리를 들을 수 있게 됩니다. 하지만 망막은 청각세포나 다른 장기의 감각세포와는 큰 차이점을 가지고 있습니다. 사실 망막은 독립된 부속 조직이 아닌 뇌조직의 일부분이라는 것입니다. 실제로 태아 시기에 눈이 만들어지는 과정에서 뇌의 일부분이 길게 뻗쳐 나오면서 망막과 시신경이 만들어집니다. 망막이 뇌의 일부라는 사실은 인간의 오감 중 시각을 위해서, 청각, 후각, 미각, 촉각 등과는 비교할 수 없이 많은 신경세포와 그로부터 모인 방대한 정보를 처리하기 위해 우리 뇌의 상당히 많은 부분이 사용된다는 점을 설명해 줍니다. 우리 조상들은 이런 점을 이미 서양의학이 들어오기 전부터 알았는지 '몸이 천 냥이면 눈이 구백 냥'이라는 속담을 남기셨지요.

눈의 바깥층인 공막과 안층인 망막의 사이에는 중간층인 맥락막이 있습니다. 맥락막은 망막에 혈액을 공급하는 역할을 하며 앞쪽으로는 홍채와 연결되어 있습니다. 맥락막에는 색소가 풍부하여 동양인의 경우 홍채와 같은 갈색을 띠는데 이 색깔이 포도와 비슷하다고 하여 맥락막과 홍채를 포도막이라고도 부릅니다(그림 2).

망막 안쪽의 공간은 카메라처럼 텅 비어 있는 것이 아니고 투명한 젤리 같은 물질로 채워져 있는데 이것을 유리체라고 합니다. 유리체는 어렸을 때는 맑고 투명하지만, 나이가 들면서 또는 근시가 생기거나 하면서 유리체 중간중간에 빈 공간이나 찌꺼기가 만들어져서 떠다니게 되는데, 이런 찌꺼기들이 환한 곳에 가면 눈앞에 날파리가 어른거리는 모양으로 보이게 됩니다. 이것을 비문증이라고 하며 대부분의 경우 큰 문제를 일으키지는 않습니다. 하지만 근시나 노화에 의해 망막이 찢어진다든지,

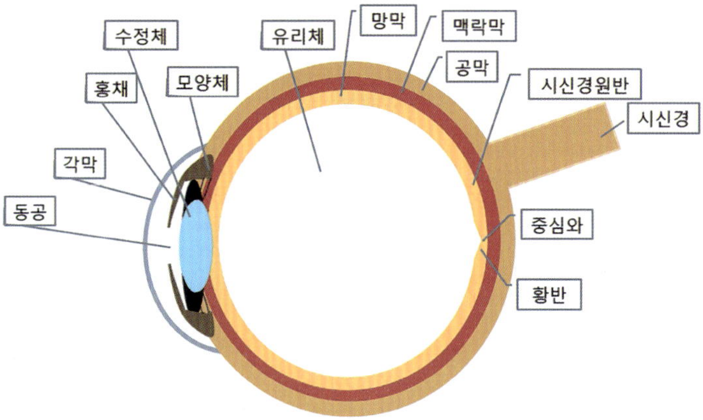

그림 2 눈의 모식도

또는 당뇨망막병증이나 망막 혈관폐쇄, 포도막염 등의 합병증으로도 비슷하게 비문증이 생길 수 있기 때문에, 비문증이 생기면 안과에서 망막검사를 시행하여 치료가 필요한 상태인지 아닌지 확인받아야 합니다.

망막은 그 크기와 무게에 비해서 상당히 많은 양의 산소를 필요로 합니다. 그래서 두 가지의 혈관계에서 이중으로 산소와 영양분을 공급받을 수 있도록 만들어져 있습니다. 우선 망막 밑에 위치한 맥락막은 그 자체가 혈관 덩어리입니다. 맥락막 혈관을 지나는 혈액에서 풍부한 산소가 망막으로 스며들어 갑니다. 그리고 망막 자체에도 동맥과 정맥이 지나가고 있습니다. 이 망막 혈관들은 우리 몸에서 유일하게 그 모양을 직접 볼 수 있는 혈관입니다. 우리가 손등처럼 피부가 얇은 부위에서는 그 밑에 비치는 혈관의 그림자를 볼 수는 있지만 세밀한 모양과 미세한 이상 등을 눈으로 확인할 수는 없습니다. 그러나 망막 혈관은 눈 안쪽 공간으로 완전히 노출되어 있기 때문에 안과 의사는 비교적 간단한 기구들을 사용해서 망막 혈관의 세밀한 모습을 직접 확인할 수 있습니다. 망막의 혈관은 시신경으로부터 사방으로 뻗쳐 나간 모양을 하고 있으며 정맥이 동맥보다 좀 더 굵고, 좀 더 검붉은색을 띠고 있습니다. 망막의 혈관은 망막의 구석구석 빠짐없이 펼쳐져서 혈액을 공급하지만 시력의 중심이 되는 한가운데 부분에는 오히려 혈관이 빛을 가로막을 수 있어 존재하지 않습니다. 대신 중심 부위는 망막의 두께가 얇기 때문에 맥락막에서 충분한 산소를 공급받을 수 있습니다.

바로 여기 망막의 중심부를 특별히 황반이라 부릅니다. 이곳에는 엽황소가 많아 주변에 비해 노랗게 보이기 때문에 붙여진 이름입니다. 또 황반부의 한가운데를 '중심와'라고 부르는데 여기는 주변부 망막에 비해 오목하게 들어가 있는 모양을 하고 있습니다. 이 오목한 모양을 유지하는 것은 우리 시력에 매우 중요하며, 어떤 병변에 의해 이 부위가 평평해지거나 불룩하게 변형될 경우 시력이 떨어지거나 사물이 변형되어 보일 수 있습니다. 황반부가 특별히 중요한 이유는 우리가 사물을 세밀하게 볼 수 있는 중심 시력이 이곳의 상태에 달려 있기 때문입니다. 바꿔 말해서 당뇨망막병증이나 여타 다른 망막 질환에서 병변이 황반부를 침범하지 않으면 환자는 증상을 잘 느끼지 못할 수도 있다는 것인데요, 그래서 본인도 모르게 질병을 계속 키우게 되고, 상당히 악화되고 난 후 황반부가 침범되어 증상이 생기고 나서야 병원을 찾는 분들이 많습니다. 당뇨망막병증의 경우 적절한 시기에 알맞은 치료를 시작해야 시력을 유지할 수 있기 때문에 이렇게 치료시기를 놓칠 경우 영구적인 시력 저하가 생길 수도 있습니다. 당뇨 환자들이 증상이 없어도 정기적으로 안과 진료를 받아야 하는 이유가 여기에 있습니다.

당뇨망막병증이란?

● 당뇨병은 몸 전체 장기에 합병증을 일으키는 대표적인 만성병증인데, 이는 고혈당이 몸에 분포한 미세혈관을 신체 전체에 걸쳐 망가뜨리기 때문입니다. 그래서 미세혈관이 많이 분포되어 있고, 또 중요한 역할을 하는 부위에서 합병증이 두드러지게 나타나게 됩니다.

당뇨에 의해 발생할 수 있는 첫 번째 전신 합병증은 말초신경병증입니다. 신경 자체도 혈관에 의해 혈액을 공급받아야 기능을 유지할 수 있기 때문에 말초 모세혈관에 혈액이 잘 공급되지 않으면 저린 느낌, 통증 또는 마비가 오게 됩니다. 대표적인 합병증이 당뇨발입니다. 발가락 끝의 감각이 무뎌지기 때문에 양말을 신지 않고 맨발로 다니게 되다 보면 상처가 나기 쉽고, 상처가 났을 때도 통증을 느끼지 못해 상처 부위를 잘 보호해 주지 못하게 되고, 혈액순환이 좋지 않기 때문에 상처 회복이 되지 않고 감염되어 덧나는 악순환을 겪게 됩니다. 심한 경우 발가락을 절단해야 하는 경우까지 생깁니다. 우리가 눈을 전후좌우로 움직일 수 있게 해 주는 외안근도 말초신경에 의해 작동합니다. 이 말초신경이 당뇨에 의해 마비되면 사물이 둘로 보이는 복시가 발생할 수 있습니다. 이 경우 시간이 지나면 저절로 좋아지기도 하지만 뇌졸중의 가능성도 있기 때문에 MRI 등의 정밀 검사를 시행하는 것이 좋습니다.

두 번째 전신 합병증으로 당뇨병성 신증을 들 수 있습니다. 우리 몸의 신장, 즉 콩팥은 혈액 중의 노폐물을 걸러 내어 소변을 만들어 내는 기관인데, 많은 양의 혈액을 효과적으로 처리해 내기 위해 풍부한 모세혈관망으로 이루어져 있습니다. 신장의 모세혈관이 당뇨로 손상된 것을 당뇨병성 신증이라 하며, 몸 안의 노폐물을 제대로 처리할 수 없을 정도까지 악화된 것을 만성신부전이라 합니다. 신부전이 심해지면 신장 이식을 받지 않는 이상 남은 생애 동안 투석을 해야 생명을 유지할 수 있습니다.

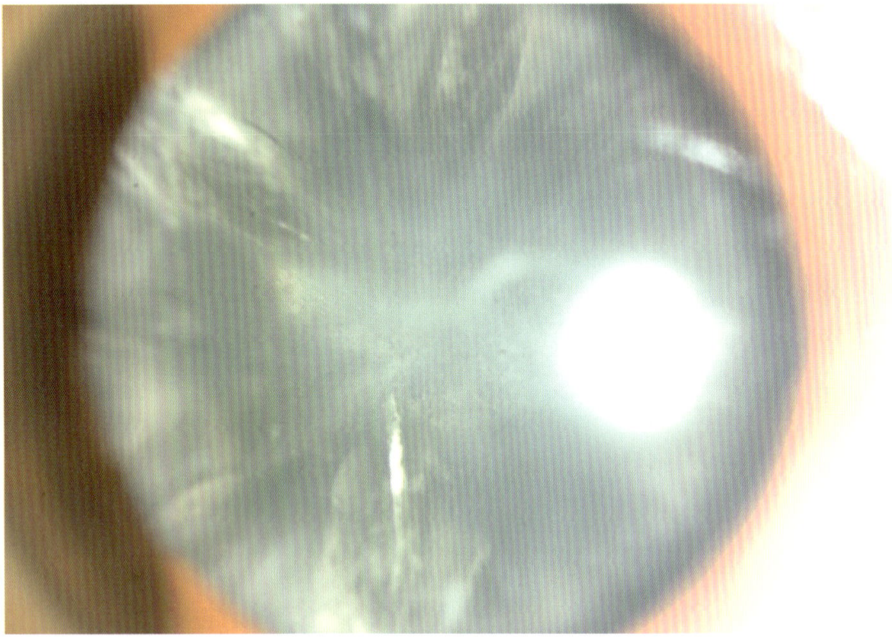

그림 3 백내장

세 번째로 당뇨에 의해 망가지는 장기가 바로 눈입니다. 눈에 오는 당뇨 합병증으로는 백내장, 녹내장, 안구운동마비 등이 있는데, 무엇보다 위험한 것은 망막 혈관을 침범하여 생기는 당뇨망막병증입니다. 당뇨망막병증은 우리 눈을 실명시킬 수 있는 가장 대표적인 질환입니다.

전 세계적으로 볼 때, 실명의 원인이 되는 가장 흔한 질병은 백내장입니다. 세계보건기구 발표에 의하면 실명 원인의 약 50%가 백내장에 해당합니다. 그러나 이것은 생활수준이 낮아 의료의 혜택을 보지 못하는 나라들이 많기 때문으로, 백내장은 수술로 치료될 수 있는 질병이기 때문에 우리나라와 같이 의료수준이 높은 나라에서는 실명까지 방치되는 경우가 많지 않습니다. 최근 미국에서 실명 원인은 황반변성과 당뇨망막병증이 1, 2위를 다투고 있습니다. 우리나라에서는 미국처럼 정확한 통계가 집계되지는 않지만 역시 마찬가지일 것으로 생각됩니다(그림 3).

당뇨망막병증을 악화시키는 인자는 여러 가지가 있습니다. 가장 중요한 것은 당뇨 투병 기간입니다. 10년 이상 당뇨를 앓게 되면 절반 이상이 경증이든 중증이든 당뇨망막병증이 발생합니다. 당뇨 유병기간이 짧아도 혈당이 제대로 조절되지 않으면 망막병증이 빠르게 악화될 수 있습니다. 반면에 초기부터 강력하게 혈당을 조절하는 환자의 경우는 당뇨망막병증의 발생 또는 진행이 억제됩니다. 그러나 저혈당이 오게 되면 마찬가지로 눈에 큰 손상을 입힐 수 있으므로 내과 의사와 충분한 상담하에 혈당을 조절해야 합니다. 그 외에 고혈압, 신장병, 고지혈증 등을 함께 앓고 있는 경우는 당뇨망막병증이 더 악화될 수 있으므로 눈에 더 많은 신경을 써야 합니다. 당뇨를 앓고 있는 여성이 임신을 하게 되면 호르몬 변화에 의해 망막병증이 악화될 수 있습니다. 그러므로 임신을 계획한 여성은 미리 안과 검진을 받고 필요시 미리 치료를 시행해야 합니다. 그리고 임신 중에도 수개월마다 망막 상태를 계속 점검해야 합니다. 흡연 또한 당뇨망막병증을 악화시키는 결정적인 요인입니다. 건강한 사람도 마찬가지이지만 특히 당뇨 환자의 경우 담배 피우는 즐거움보다 훨씬 큰, 보는 즐거움을 계속 누리고 싶다면 하루라도 빨리 금연해야 합니다. 또한 흡연은 실명의 또 다른 주요 원인인 황반변성에서도 명백한 악화 요인으로 작용합니다.

당뇨에 의한 혈액순환의 변화

● 그렇다면 고혈당에 의해 망막은 어떻게 망가지는 것일까요? 당뇨병 환자의 혈관에 오는 변화는 다음과 같습니다.

① 망막 모세혈관벽의 바닥막이 두꺼워집니다.

② 혈관 주위 세포가 감소합니다.

③ 미세혈관이 꽈리처럼 부풀어 오릅니다.

④ 모세혈관 기능이 소실됩니다.

우선 고혈당은 모세혈관벽의 바탕이 되는 바닥막을 두껍게 만듭니다. 혈관의 벽이 두꺼워진다는 것은 혈관 안쪽의 통로가 좁아지게 된다는 뜻인데요, 원래 모세혈관 말초부의 지름은 적혈구가 겨우 통과할 수 있을 정도로 좁습니다. 그런데 여기에다 당뇨로 인해 통로가 더 좁아지게 되면 혈구가 통과하기 어렵게 되고, 산소를 운반하는 적혈구가 움직이지 못하면서 망막에 산소가 제대로 공급되지 못하는 상태가 됩니다. 그리고 좁아진 혈관을 혈구가 억지로 통과하려다 보니 혈관내피세포가 손상되어 혈액이 더욱 막히거나 터져 나오는 상태로까지 악화됩니다.

두 번째로 혈관 주위 세포가 고혈당에 의해 파괴됩니다. 혈관 주위 세포는 혈관 주변을 감싸는 혈관을 튼튼하게 떠받치고, 그 성장과 유지에 관여하는 세포입니다. 이 세포들이 고혈당에 의해 만들어진 변형된 화합물이나 독성 산소 등에 의해 파괴되면 혈관 안쪽을 촘촘하게 채워 방수작용을 하는 혈관내피세포가 함께 감소하게 되고, 결과적으로 혈관벽에 구멍이 숭숭 뚫린 것같이 되어 혈장이 혈관 밖으로 새어 나오게 됩니다. 혈장이란 혈액에서 혈구, 혈소판 등 고체 성분을 제외한 맑은 액체 성분을 말합니다. 이렇게 망막조직으로 혈장이 새어 나오게 되면, 오래된 수도관에서 물이 새어 나올 때 주변에 물이 고이는 것처럼 혈관 주변의 망막에 액체가 고여 퉁퉁 부어오르는 망막부종이 발생합니다.

또한 혈관 주위 세포에 의해 단단하게 유지되던 혈관 탄성이 감소되기 때문에 혈관 중간중간이 풍선 모양으로 부풀어 오르는 미세혈관꽈리가 생기게 됩니다. 미세혈

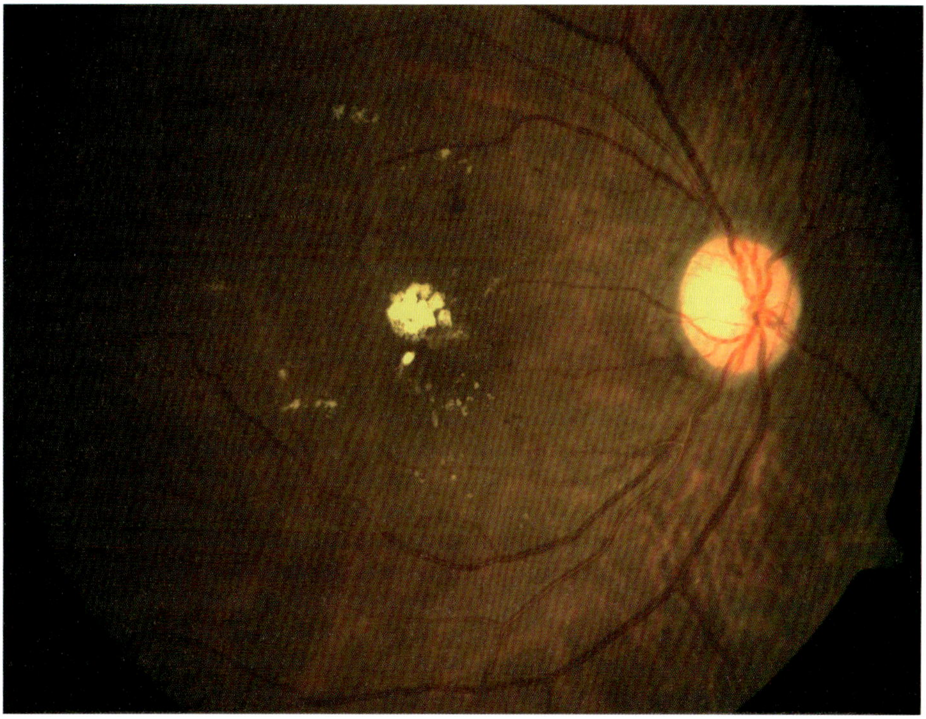

그림 4 삼출물. 지방질이나 단백질이 망막조직에 쌓여 생긴다

관꽈리는 머리카락 굵기 정도의 크기로 생겨 나는데, 초기에는 이런 혈관꽈리가 있어도 혈액순환에 큰 문제가 없지만, 악화되면 이 부위에서 혈류가 차단되거나 또는 혈장이나 혈액 속의 지방질이 새어 나올 수 있습니다. 지방질이나 단백질이 망막조직에 쌓이는 것을 삼출물이라고 하는데, 이러한 삼출물은 빛이 통과하는 것을 가로막고 시세포를 파괴하여 시력을 떨어뜨리는 주요 원인이 됩니다(그림 4).

이런 여러 가지 복합적인 과정으로 혈관 주위 세포와 혈관내피세포가 소실된 혈관은 지름이 좁아지고 구불구불하게 변형되면서 결국에는 혈액 이동 통로로서의 기능을 상실하게 됩니다. 게다가 고혈당에 의한 적혈구의 변형, 백혈구의 적응성 저하, 혈소판의 응고 등의 현상에 의해 혈액이 좀 더 끈적한 상태로 변하게 되어 상황은 더욱 악화됩니다.

당뇨망막병증의 분류

● 안과 의사는 망막에 보이는 이상 소견 및 추가적인 정밀 검사 결과를 바탕으로 환자의 당뇨망막병증이 얼마나 심하고 얼마나 위험한 상태인지를 알아내게 됩니다. 이러한 병증의 중한 정도는 의사의 주관적 느낌으로 판단하는 것이 아니라 세계적으로 약속된 분류 기준을 참고로 하여 어떤 이상 소견이 얼마나 확인되는가에 따라 결정됩니다. 가장 중요하게는 신생 혈관이 자라났느냐 아니냐에 따라 증식당뇨망막병증과 비증식당뇨망막병증으로 구분합니다.

당뇨망막병증이 상당히 진행되면 혈관이 제구실을 못하여 망막에 필요한 산소를 제대로 공급하지 못하게 됩니다. 이러한 상태를 망막허혈이라고 하며, 허혈상태의 망막은 산소가 부족해서 죽을 것 같으니 혈액을 더 공급해 달라는 구조 신호를 보냅니다. 이 구조 신호에 해당하는 것이 혈관내피성장인자(VEGF)라는 물질입니다. 혈관내피성장인자가 분비되면 혈액 공급을 위해 원래 없었던 혈관을 새로이 만들어 내게 되는데 이것을 바로 신생 혈관이라 합니다. 이렇게 혈관이 더 만들어지면 혈액순환이 다시 원활하게 되어야 하겠지만, 실제의 신생 혈관은 원래 존재했던 혈관과 달리 피를 공급해 주는 능력은 거의 없는 반면, 터무니없이 연약해서 툭하면 펑펑 터져 버려서 눈 속을 피투성이로 만듭니다. 안구 안에 피가 가득 차면 당연히 캄캄하게 앞이 안 보이게 되고, 시간이 지나서 피가 일부 흡수된다고 해도 출혈에 의해 만들어

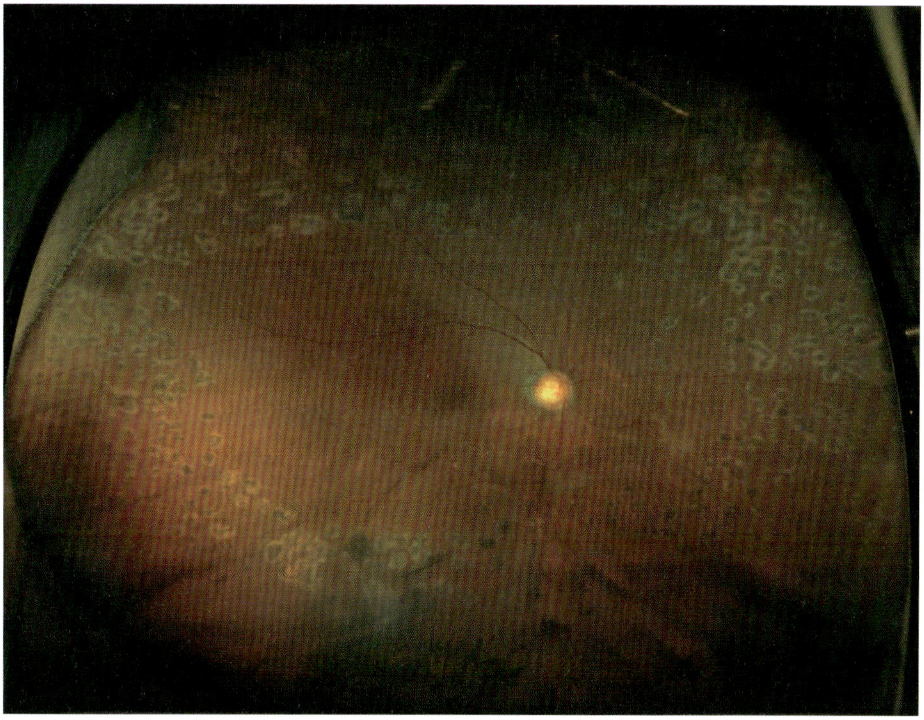

그림 5 레이저에 의한 흉터가 망막에서 관찰된다

진 섬유막이 망막을 잡아 뜯어서 망막박리를 일으킵니다. 다시 말해서 증식당뇨망막병증, 즉 신생 혈관이 생겼다는 것은 실명까지 할 수 있는 단계에 깊숙이 들어섰다는 것과 같은 뜻입니다.

이렇게 무서운 당뇨망막병증에 대한 치료로는 레이저 치료, 주사 치료, 수술 등이 있습니다. 이 중 가장 대표적인 것이 레이저 망막광응고술입니다. 레이저 망막광응고술을 시행하면 망막이 필요로 하는 산소의 양이 감소되고 혈관내피성장인자를 억제하는 효과가 나타나 당뇨망막병증의 진행을 상당 부분 억제시킬 수 있습니다. 그런데 이러한 레이저 치료는 시행 후 시야가 어두워지는 현상을 일으킬 수 있습니다. 또한 부작용으로 황반부종이 악화되기도 합니다. 이러한 치료를 너무 일찍 시행하는 것은 마치 집 안에서 쥐를 잡는 데 총을 쏘는 것처럼 큰 효과는 없이 부작용만 만드는 일이 될 수도 있습니다. 물론 증식당뇨망막병증으로 실명 가능성이 있는 환자에게는 꼭 필요한 치료입니다. 비유한다면, 쥐가 커져서 맹수가 되었으니 이제는 총을 쏘아야 하는 것이 당연한 상황인 것입니다. 이런 이유로 당뇨망막병증의 단계를 객관적으로 분류하는 것이 중요합니다. 경증 단계에서는 수개월에 한 번씩 정기 관찰을 하게 되며, 망막병증이 진행되면 정기 관찰을 좀 더 자주 해야 하고, 증식당뇨망막병증 단계로 넘어갔거나 임박한 경우, 또는 황반부종이 발생한 경우 본격적인 치료를 시행합니다(그림 5).

1. 비증식당뇨망막병증

앞서 언급한 대로 고혈당에 의해 혈관에 변화가 생기면서 당뇨망막병증의 소견들이 점차적으로 발생하게 되는데 의사들이 정해 놓은 기준에 미치지 못할 정도로 경증일 경우를 배경망막병증이라 부릅니다. 배경망막병증이 점점 진행되어 마침내 신생 혈관이 생기기 전까지를 비증식당뇨망막병증이라 합니다.

비증식당뇨망막병증에서 가장 먼저 눈에 띄는 소견은 점상출혈입니다. 말 그대로 검붉은 출혈 반점이 점점이 보이는 것으로, 이것은 미세혈관꽈리 자체가 확장되어 보이거나 꽈리가 터져서 작게 피가 번진 부위가 보이는 것입니다. 이 두 가지 경우를 구분하는 것은 별로 중요하지 않고, 점상출혈 자체가 시력을 떨어뜨린다기보다는 혈관이 점점 망가져 가고 있는 정도를 보여 주는 지표로서 중요성이 있습니다.

혈관꽈리에서 혈액 속의 지방질이 새어 나와 쌓이는 것을 경성삼출물이라고 합니다. 경성삼출물의 크기가 작고 주변부에 위치할 때는 별 문제가 되지 않지만 큰 덩어리를 이루거나 황반부에 위치하여 망막 중심 부위를 직접 침범하면 시력이 떨어지게

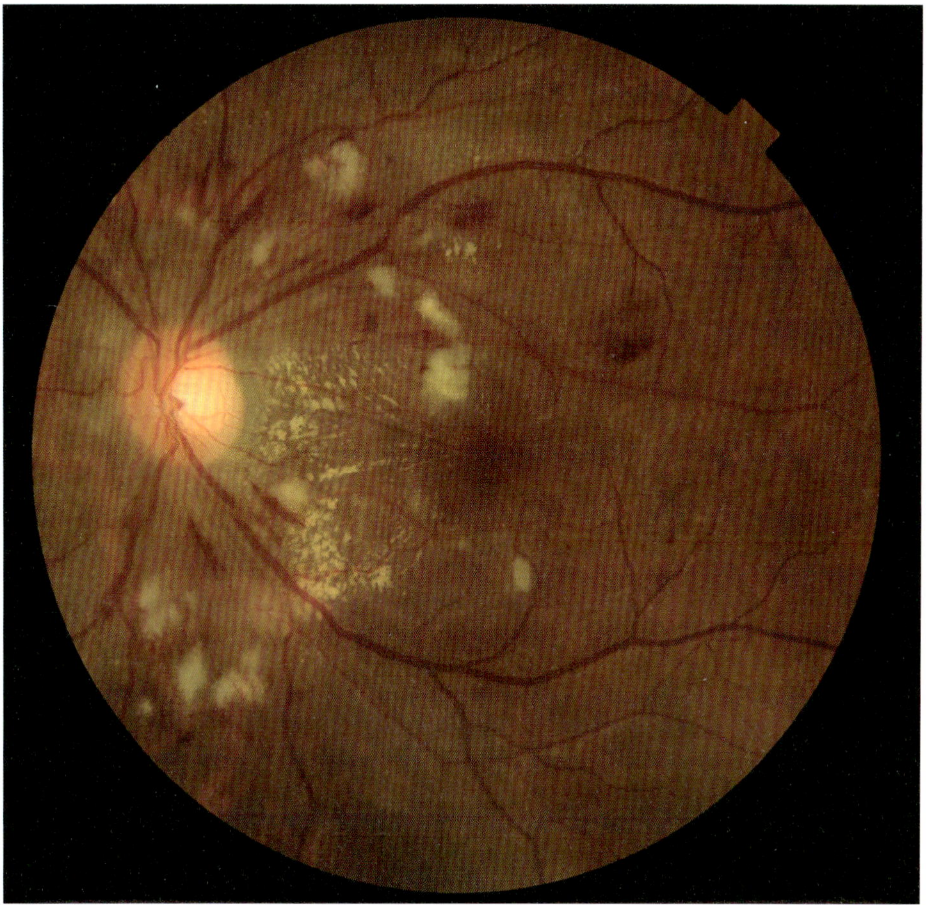

그림 6 면화반. 목화솜 모양의 흰 반점으로 보이며 신경이 손상된 부분이다

됩니다. 특히 한 혈관꽈리에서 새어 나온 지방질이 사방으로 퍼져 나가면 고리 모양의 삼출물이 생기는데 이 고리의 안쪽 부분에 보통 망막부종이 생겨납니다. 이러한 경우는 원인이 되는 혈관꽈리에 레이저광응고술을 시행하면 효과를 볼 수 있습니다.

당뇨망막병증에서 군데군데 목화솜 모양의 흰색 얼룩 반점을 볼 수 있습니다. 모

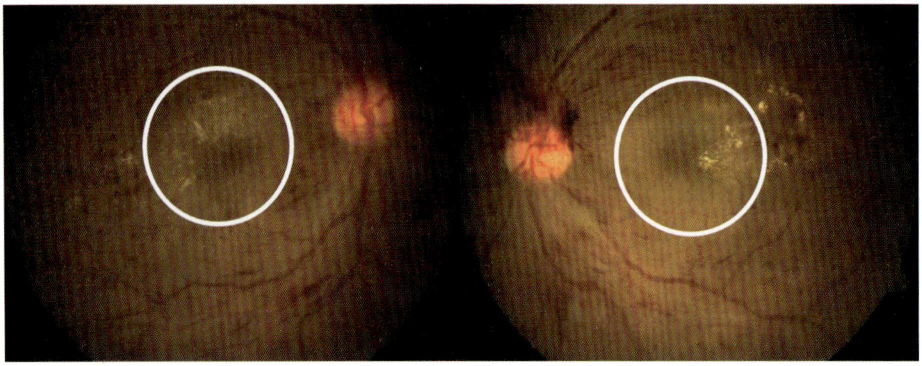

그림 7 황반부종. 망막의 중심부가 부어올랐다

양대로 이 소견의 명칭은 면화반이며, 연성삼출물이라 부르기도 합니다. 이것은 모세혈관이 폐쇄되어 신경세포에 혈액 공급이 되지 않아 손상된 부위입니다(그림 6).

이 외에도 정맥이 염주알을 꿰어 놓은 듯이 올록볼록하게 변하는 염주정맥, 정맥이 돼지꼬리처럼 꼬불꼬불 말리는 정맥고리 등이 비증식당뇨망막병증의 진행 정도 및 이후 경과를 예측하는 데 중요한 소견들입니다.

하지만 시력을 직접적으로 떨어뜨리는 가장 중요한 소견은 망막부종, 그중에서도 황반부위를 침범한 황반부종입니다. 황반부종은 혈장이 혈관 밖으로 새어 나와 생기는 것으로, 망막이 물먹은 스펀지 모양으로 부풀어 오르거나 망막 밑에 물이 차서 부분적인 망막박리가 생기는 형태로 확인됩니다. 최근에는 빛간섭단층검사, 즉 OCT를 이용하여 황반부종상태를 훨씬 정확하게 확인해 볼 수 있습니다. 이러한 황반부종은 당뇨망막병증에서 유의한 시력 저하를 일으키는 주요 원인으로서 증식당뇨망막병증으로 진행하지 않았다 하더라도 치료를 시작해야 합니다(그림 7).

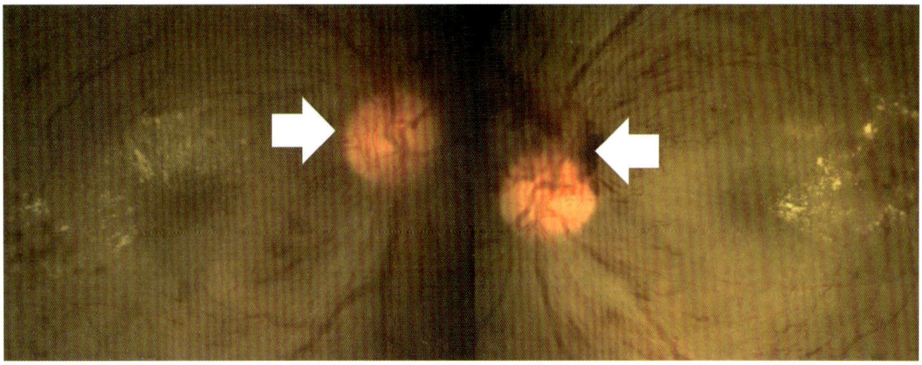

그림 8 신생 혈관. 시신경 표면에 거미줄 모양의 혈관이 새로 생겨났다

2. 증식당뇨망막병증

증식당뇨망막병증은 눈 어디에서라도 당뇨에 의한 신생 혈관이 확인되면 진단 내릴 수 있습니다. 신생 혈관은 일반적인 안저검사에서도 보이는 병변이지만 혈관안과 촬영을 하면 훨씬 정확하게 확인해 볼 수 있습니다. 신생 혈관은 주로 망막의 표면에서 눈의 중심 방향으로 자라나며, 거미줄 또는 그물 모양을 하고 있습니다. 특히 시신경 표면에서 자라나는 경우 유두혈관신생이라 하고, 그 외 망막의 다른 곳에서 자라나는 경우 주변혈관신생이라 합니다. 간혹 눈 앞쪽의 홍채에 신생 혈관이 생기는 경우도 있는데 이 경우는 신생혈관녹내장으로 진행하여 실명에 이를 가능성이 매우 높습니다. 이러한 신생 혈관이 자라는 속도는 각각 달라서 몇 주 만에 심각한 정도로 진행하기도 하지만 몇 년 동안 변함없이 유지되기도 합니다. 증식당뇨망막병증 초기에는 앞으로 얼마나 빨리 악화될지 예측하기 어렵기 때문에 즉시 치료를 시작하면서 비증식성 단계에서보다 더 자주 경과 관찰을 하게 됩니다(그림 8).

망막에 신생 혈관이 생기면 일반적으로 섬유막 증식도 함께 발생합니다. 섬유막 증식은 섬유질이 자라나 망막 앞에 껌딱지처럼 붙어서 망막을 잡아당기는 모양을

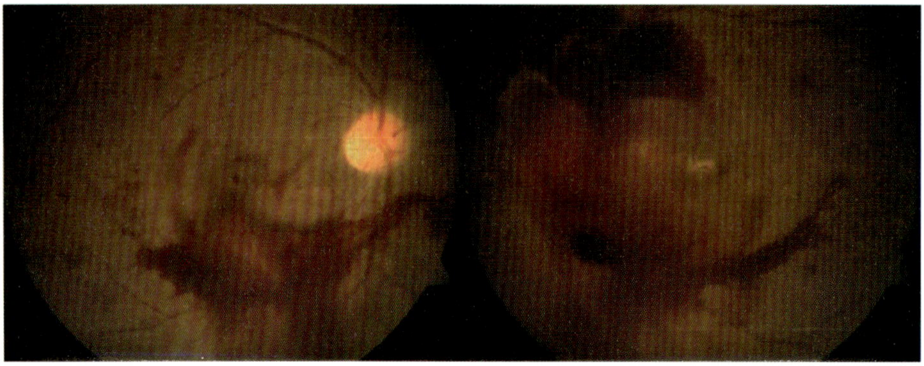

그림 9 유리체출혈

하는데, 특히 신생 혈관 부위를 잡아당기면 신생 혈관이 힘없이 터져 버려서 다량의 출혈이 발생해 젤리 같은 유리체 속으로 스며드는 것을 유리체출혈이라 합니다. 당뇨를 오래 앓은 환자가 갑자기 캄캄하게 보이지 않는다거나 눈앞에 이상한 형체들이 왔다 갔다 하는 증상이 생겼을 경우 유리체출혈이 발생한 경우가 대부분입니다. 출혈의 양이 많으면 망막이 혈액에 가려져서 의사가 망막을 관찰할 수가 없는데, 이런 경우 신생 혈관의 유무를 직접 확인할 수 없더라도 정황상 신생 혈관이 생겨 있을 가능성이 유력하므로 증식당뇨망막병증의 진단을 내릴 수 있습니다.

유리체출혈은 시간이 지나면 어느 정도는 흡수됩니다. 출혈의 양이 많지 않으면 큰 합병증 없이 다시 유리체가 맑아지기도 하고, 이후 레이저 치료나 주사 치료로써 망막병증을 안정시키는 것도 가능합니다. 그러나 출혈의 양이 많아 시간이 지나도 시력이 돌아오지 않으면 수술을 고려해야 합니다.

유리체출혈은 시간이 지나면 피떡처럼 굳어지면서 망막의 섬유막 증식을 더 악화시킬 수 있습니다. 섬유막이 점점 두꺼워지고 망막을 잡아당기는 힘이 강해지면 결국 망막이 찢어지거나 안구에서 떨어지는 망막박리가 생기기도 합니다. 망막박리는 벽에서 벽지가 떨어지듯이 망막이 맥락막으로부터 탈락되는 상태로, 일단 박리가 시작되면 단 몇 시간 만에 중심부까지도 떨어질 수 있습니다. 중심부, 즉 황반이 박리되면 수술로 다시 망막을 부착시킨다 해도 원래 시력으로 회복되지 않으며, 사물이 일그러져 보이는 후유증이 남기도 합니다. 망막박리가 생기면 앞이 보이지 않는 것은 물론이며 계속 악화되었을 경우 안구가 위축되고 검은 눈동자가 하얗게 변해서 보기 흉한 상태로까지 진행될 수 있으므로 수술로 치료하게 됩니다(그림 9).

하지만 무엇보다 중요한 것은 이런 유리체출혈이나 망막박리가 발생하지 않도록 미리 적절한 처치를 하는 것입니다. 유리체출혈과 같은 심각한 합병증이 평생토록 환자를 괴롭히지는 않습니다. 모든 생물이 성장과 노화를 겪는 것처럼 당뇨망막병증도 강하게 몰아치는 시기가 지나면 힘이 빠져서 조용한 상태로 안정됩니다. 그러나 후유증으로 시신경위축, 황반위축, 신생혈관녹내장 등이 생기면 시력이 매우 좋지 않은 상태로 끝나게 됩니다. 그러므로 당뇨망막병증의 활성기에 레이저 치료, 주사 치료, 수술 등을 늦지 않게 원칙대로 시행하여 후유증을 최소화하여야 평생토록 좋은 시력을 유지할 수 있습니다. 이를 위해서 내과적으로 혈당을 꾸준히 조절해야 하는 것은 기본이며, 모든 당뇨 환자는 안과 의사의 지시에 따라 평생토록 망막 정기 검사를 시행하는 것이 중요하다는 점을 명심해야 합니다.

의학칼럼 7

눈이 떨려요

눈꺼풀이 갑자기 '파르르'하고 떨리는 증상을 경험해 본 적이 있으실 겁니다. 눈에 큰 이상이 생기지 않았는지 불안한 마음으로 안과에 오시는 경우가 종종 있는데, 이러한 증상에 대하여 알아보겠습니다.

의학적으로 눈꺼풀이 떨리는 증상은 두 가지 질환과 관련됩니다. 하나는 "눈꺼풀떨림"이고, 다른 하나는 "눈꺼풀연축" 입니다.

눈꺼풀떨림증은 안검섬유성근간대경련, 안검근파동 등으로도 불리는데, 단어가 어려워서 이해가 힘드실 수 있겠지만, 쉽게 설명하면 앞서 나왔던 것처럼 우리가 일반적으로 쉽게 경험하는 눈꺼풀이 일시적으로 떨리거나 톡톡 튀며 실룩거리는 증상은 눈꺼풀떨림증일 가능성이 높습니다. 흔히 아무 이유 없이 갑자기 눈 밑이 파르르 파동치듯 떨리거나 반복적으로 수축하는 경우를 말하는데, 이는 보통 눈 주위에 눈을 감거나 뜨는 데 쓰는 근육들에 나타나는 현상으로, 특히 아래 눈꺼풀에 생기는 경우가 많습니다. 보통 얼마 지나지 않아 좋아지지만, 드물게 수일에서 수개월간 지속되는 경우도 있습니다. 대부분 심각하지 않고 다른 큰 병과도 무관하며, 자연적으로 사라지는 경우가 많습니다. 이런 눈꺼풀떨림이 발생하는 이유는 아직 명확히 밝혀지지는 않았지만, 가장 유력한 것은 눈 주위 근육 안에 있는 신경이 원인 모를 자극에 의해서 수축을 하게 되어 발생하는 것으로 생각됩니다. 스트레스를 많이 받거나, 커피나 녹차 같은 카페인을 많이 섭취하였을 경우 신경 물질에 영향을 주어 근육에 과도한 자극이 전달되어 떨릴 수도 있고, 이외에도 과도하게 운동을 하거나 땀을 많이 흘린 경우 등이 일시적인 몸의 탈수와 전해질 불균형을 초래하여 떨림 증상이 나타날 수 있습니다. 보통 이러한 증상은 일시적인 경우가 많아 휴식을 취하게 되면 대부분 정상으로 돌아옵니다.

눈꺼풀연축은 눈꺼풀떨림증과 달리, 눈을 뜨기가 힘들고, 눈을 자꾸 감게 되는 증상이 동반됩니다. 보통 양쪽 눈에 발생하는 경우가 많고, 눈의 위 또는 아래 눈꺼풀이 떨리는 것이 아니고, 눈 주위 전체 근육이 본인의 의지와 상관없이 힘이 들어가게 되어, 눈을 뜨기가 힘들 정도가 됩니다. 정도가 더 심해지면 양 눈이 쉴 새 없이 실룩실룩거리거나 꽉 감기게 되어 생활에 장애를 겪게 되는데, 길을 걷다가 갑자기 눈이 감겨서 가로등에 부딪히거나 멈춰 서 있다가 겨우 눈을 뜨고서야 움직이는 일도 생깁니다. 초기 단계에는 증상이 눈꺼풀떨림증과 비슷하여 구분이 어려울 수도 있지만 눈 떨림의 모습이나 그동안의 증상의 양상을 보고, 직접 진찰하여 구분할 수 있습니다. 그 외에 눈꺼풀연축은 눈 근처에만 오는 경우도 있고, 얼굴 일부 또는 전체 근육과 동반되어 연축이 일어나는 경우도 있습니다. 이러한 경우 역시 안과 진료와 함께 뇌나 신경에 이상이 있는지 신경과 진료를 같이 보는 것이 필요합니다. 눈꺼풀연축의 증상이 심한 경우는 우선 보톡스 등으로 치료를 시작해 볼 수 있고, 그러고도 조절이 안 되는 경우는 안검근육 수술을 하는 경우도 있습니다.

의학칼럼 8

근시는 병이다

아이가 근시가 있어서 안경을 써야 한다는 안과 의사의 말을 들으면 엄마들은 심란해집니다. 근시는 저절로 좋아지지 않고 대부분 자라면서 더 나빠지고 평생 안경을 써야 한다고 하니 더 걱정이 됩니다. 근시를 진단받은 우리 아이는 병에 걸린 걸까요?

돋보기로 햇빛을 모아서 검은 종이를 태워 보신 적이 있을 것입니다. 돋보기를 앞뒤로 움직여서 빛이 종이에 가장 작고 또렷하게 맺힐 때 종이가 잘 탑니다. 마찬가지로 눈 안으로 들어간 빛도 굴절되어 모아집니다. 눈의 각막과 수정체가 돋보기 역할을 해서 물체로부터 반사된 빛을 모아 주는데, 빛의 초점이 망막에 정확히 맺힐 때 가장 잘 보입니다. 그렇지만 모든

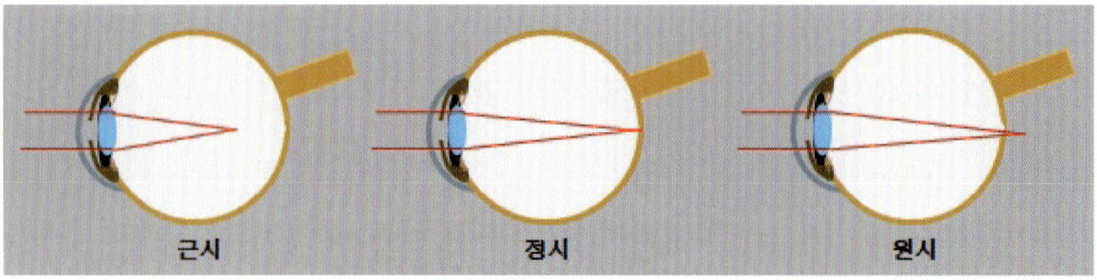

그림 1 근시 정시 원시의 모식도

사람의 눈이 빛의 초점을 망막에 정확하게 맺히도록 하는 것은 아닙니다. 먼 곳을 보고 있는 상태에서 눈에 들어간 빛이 초점을 망막에 정확히 맺으면 이 눈을 정시(emmetropia)라고 합니다(그림 1). 그렇지 않고 빛의 초점이 망막의 앞에 맺히면 근시(myopia), 망막을 지나쳐서 더 뒤에 맺히면 원시(hyperopia)라고 합니다. 심하지 않은 원시의 경우는 수정체의 조절력으로 안경 없이도 빛의 초점이 망막에 맺히도록 조절할 수 있습니다. 반면, 근시의 경우는 먼 곳을 볼 때 오목렌즈 안경을 사용해야 눈으로 들어오는 빛의 초점이 망막에 맺혀서 잘 볼 수 있습니다. 반면 가까운 곳을 볼 때 근시는 안경 없이도 잘 볼 수 있습니다. 가까운 곳에서 들어온 빛은 먼 곳에서 들어온 빛보다 더 뒤에서 초점을 맺기 때문입니다.

정시 혹은 근시, 원시는 눈의 모양과 크기에 따라서 결정됩니다. 더 구체적으로 설명하면, 각막과 수정체의 굴절력, 그리고 안구의 길이(각막부터 망막까지의 거리)가 이를 결정합니다. 각막과 수정체에 의해서 빛이 굴절되어 초점을 맺는 곳에 망막이 위치한다면 정시이고, 안구가 상대적으로 길어서 망막이 더 뒤에 있다면 근시가 되는 것입니다. 아이가 자라면서 눈도 성장하는데, 각막과 수정체의 굴절력에 비해 안구의 길이가 상대적으로 길게 성장한다면 근시가 생기고 점점 진행하게 됩니다. 어떤 이유로 눈이 더 길어져서 근시가 되는지 정확히 알지는 못합니다. 단지 인종의 차이, 유전적인 요소, 근거리 작업 위주의 생활패턴 등이 관련되는 것으로 생각하고 있을 뿐입니다.

근시가 심한 경우를 고도근시라고 합니다. 안경 도수가 -6 디옵터 이상이거나 안구의 길이가 26.5mm 이상인 경우가 해당되는데, 고도근시의 경우에는 드물지만 여러 가지 눈 질환들이 발생할 가능성이 더 높습니다. 첫째로, 망막 주변부가 약해서 망막열공이나 망막박리가 더 흔하게 발생합니다. 갑자기 비문증이 생긴다거나 시야 주변부가 일부 어둡게 보일 때, 시야 주변부가 번쩍번쩍거리는 증상이 생긴다면 서둘러서 안과 진료를 받는 게 좋습니다. 둘째로, 망막의 중심부에 위치한 황반에도 맥락망막위축, 맥락막신생혈관, 황반원공, 중심와분리증 등의 여러 질환이 드물게 생겨서 시력을 떨어뜨리기도 합니다. 글씨가 찌그러져 보이거나, 시야 중심부가 까맣게 보인다면 진료를 받아야 합니다. 마지막으로, 녹내장에 걸릴 가능성이 더 높습니다. 따라서 고도근시인 경우에는 20-30대에도 안과 검진을 통해서 녹내장은 아닌지 확인해 보는 게 좋습니다.

세계보건기구(WHO)에서는 근시를 질병으로 간주하고 있지만, 대부분 안경으로 교정이 가능하며 정상적인 생활이 가능합니다. 그렇지만 안과에서 적절한 검사를 받아야 하며, 고도근시의 경우에는 드물지만 다른 눈 질환이 발생할 수 있다는 것을 잘 알고 있어야 합니다.

chapter 5

예방의 첫걸음

안과 의사와 친해지기, 안과 검진

다섯 번째 이야기

예방의 첫걸음

– 안과 의사와 친해지기, 안과 검진

반드시 정기 검사를 받자

● 당뇨병이 있으면 당뇨로 인한 백내장, 녹내장, 시신경병증, 외안근마비 등 여러 가지 눈 질환이 발생할 수 있습니다. 그중 흔한 눈 질환은 백내장, 당뇨망막병증이며 당뇨로 인한 혈관손상으로 만성적으로 눈에 산소 공급이 부족하게 되면 신생혈관녹내장이 발생할 수도 있습니다.

이 중 당뇨망막병증은 치료되기 어려운 시력 저하를 유발할 수 있습니다. 당뇨병 진단 후 10년이 경과한 대다수의 환자들이 당뇨망막병증을 갖게 됩니다. 당뇨망막병증은 심한 정도에 따라 단계를 나눌 수 있는데 황반부를 침범하지 않는다면 당뇨망막병증이 진행되어도 시력 저하가 거의 없어, 진단이 늦어질 수 있습니다. 따라서 정기적인 검사가 필요합니다.

"당뇨병 진단을 받았는데 언제부터 눈 검사를 해야 하나요?"

1형 당뇨병은 당뇨 진단 후 5년 후부터, 2형 당뇨병은 당뇨 진단 직후 바로 안저검사를 해야 합니다. 2형 당뇨병으로 진단받았을 경우 이전에 검사를 받지 않았다면 당뇨가 언제부터 발생했는지 알 수 없기 때문에 당뇨병으로 진단받았을 때 즉시 검사받는 것을 권유하고 있습니다. 당뇨 진단 당시, 이미 당뇨망막병증이 발생되어 있는 경우도 많습니다.

"정기 검사는 얼마나 자주해야 하나요?"

당뇨망막병증의 정도, 신체 전신 상태, 황반부종 유무에 따라서 환자마다 경과 관찰 기간이 다릅니다. 대략적인 진료 간격은 아래와 같습니다.

- 당뇨망막병증이 없을 경우: 1년마다
- 가벼운 비증식당뇨망막병증: 6개월–1년마다
- 중등도 비증식당뇨망막병증: 6개월–1년마다
- 심한 비증식당뇨망막병증: 2–4개월마다
- 매우 심한 비증식당뇨망막병증: 2–4개월마다
- 증식당뇨망막병증: 1–3개월마다
- 당뇨황반부종: 1–3개월마다

병력 청취 및 혈액검사

- 당뇨병의 유병기간, 당뇨병의 종류(1형

또는 2형 당뇨), 고혈압, 신장병, 고지혈증, 혈당조절방법, 혈당조절상태, 임신, 흡연 등에 대해 문진을 하고 필요시 혈액검사를 시행합니다. 당뇨 유병기간이 길수록 당뇨망막병증이 더 잘 발생하고, 2형 당뇨보다 1형 당뇨에서 당뇨망막병증이 더 빨리 진행합니다. 또한 고혈압, 신장병, 고지혈증 같은 다른 전신질환, 임신, 흡연 등도 당뇨망막병증의 발병과 악화에 영향을 끼칠 수 있습니다.

시력검사

● 시력은 교정시력을 측정합니다(그림 1). 교정시력은 원시, 근시, 난시를 안경으로 교정한 시력입니다. 교정시력이 1.0 이상이 되지 않는다면 시력에 영향을 주는 안과 질환(대표적으로 백내장, 녹내장, 당뇨망막병증, 황반변성 등)이 있는지 확인해 보아야 합니다. 하지만 당뇨망막병증이 발생했다 하더라도 시력이 정상인 경우도 많기 때문에 잘 보인다고 눈이 정상이라고 할 수는 없습니다. 당뇨망막병증은 안저검사를 해야 확인할 수 있습니다.

"제 시력은 어떻게 되나요? 안경은 꼭 써야 하나요?"

평소에 안경을 쓰지 않더라도 심하지 않은 원시, 근시, 난시가 있는 경우가 많습니다. 이를 안과에서 사용하는 안경으로 교정하면 좀 더 선명하게 보입니다. 성인의 경우 안경을 쓰지 않는 상태에서 생활에 불편함이 없다면 안경을 쓸 필요는 없습니다. 하지만 잘 보이는 것 같으나 눈이 피로하고 때로는 통증이 있다면 원시나 난시로 인한 증상일 수 있으므로 안경을 쓰는 것이 도움이 될 수 있습니다.

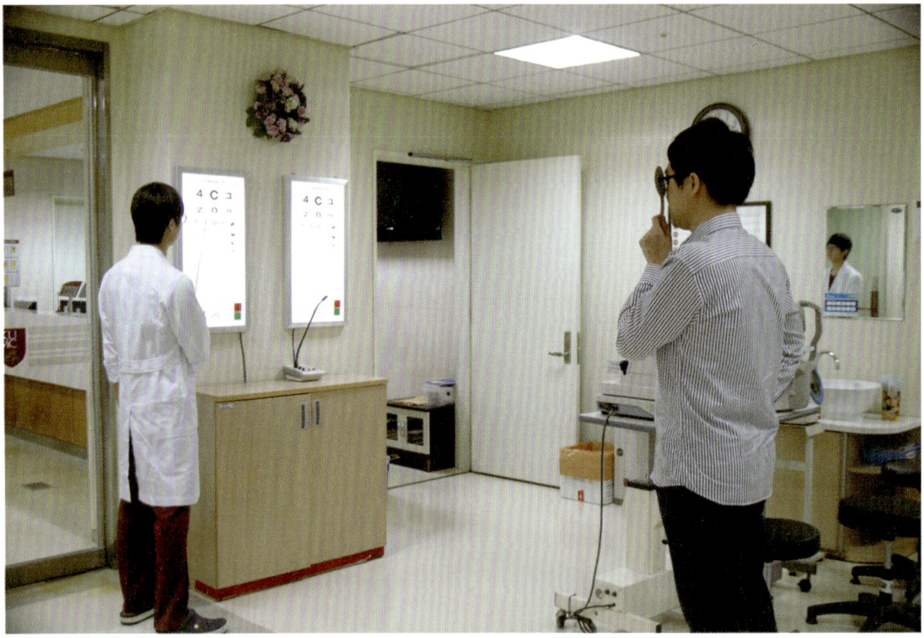

그림 1 시력검사

전안부검사

각막

각막은 눈의 가장 바깥 부분에 있는 투명한 조직입니다. 육안으로 볼 때 검은 동자가 각막으로, 카메라에 비유했을 때 빛이 눈으로 들어가는 렌즈에 해당합니다. 각막의 현미경 구조를 보면 가장 표면에 각막상피가 있고 그 아래층에 각막실질이 있으며 가장 안쪽은 각막내피세포가 있습니다. 우리 피부에 있는 상피가 우리 피부를 보호하는 보호막 역할을 하듯이 각막의 상피는 세균 침입으로부터 눈을 보호하는 역할을 합니다. 당뇨가 있으면 작은 상처에도 각막상피손상이 쉽게 발생합니다. 또한 각막에 분포하는 신경에 이상이 발생하여 각막 지각이 감소합니다. 각막 지각이 감소할 경우 각막 상피에 손상이 있더라도 통증을 적게 느끼게 되고 이는 상피세포의 회복을 더디게 하여 상처 회복이 잘 되지 않을 수 있습니다.

홍채

당뇨로 인해 안구에 허혈이 심해지면 홍채 및 전방각에 신생 혈관이 발생하여 안압이 상승하는 신생혈관녹내장이 발생합니다. 세극등 현미경 검사로 홍채 및 전방각의 신생 혈관 유무를 확인할 수 있습니다. 홍채에 당이 침착하고 신경이 손상됨으로써 홍채의 근육이 잘 움직이지 않는 경우, 산동제 안약을 눈에 넣은 후에도 동공이 잘 확장되지 않을 수 있습니다.

수정체

수정체는 눈 안에 있는 투명한 렌즈로, 백내장은 투명한 수정체가 혼탁해지는 질환입니다(그림 2). 백내장 발생의 가장 중요한 원인은 노화이지만 당뇨병이 있으면 백내장이 더 젊은 나이에 발생할 수 있습니다. 백내장이 발생하면 시력 저하, 눈부심, 대비감도 저하 등의 증상이 발생합니다. 백내장은 세극등 현미경 검사로 확인할 수 있으며 치료로 수정체를 제거하고 인공수정체를 삽입하는 수술을 시행합니다.

안압 측정

● 안압은 안구 내 압력으로, 안압이 높으면 눈 안의 시신경 손상으로 녹내장이 발생할 수 있습니다. 당뇨병이 있으면 당뇨

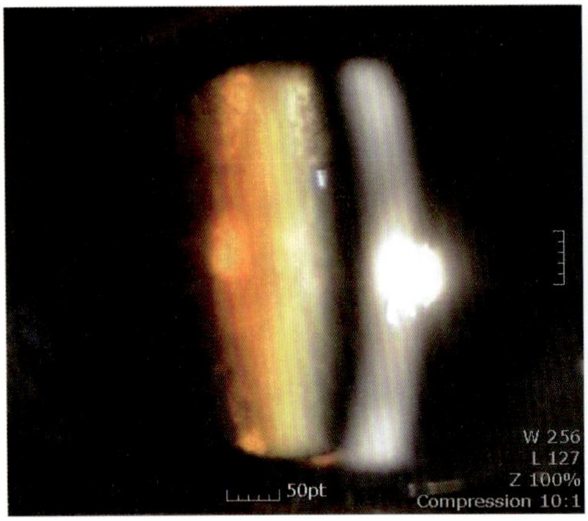

그림 2 백내장

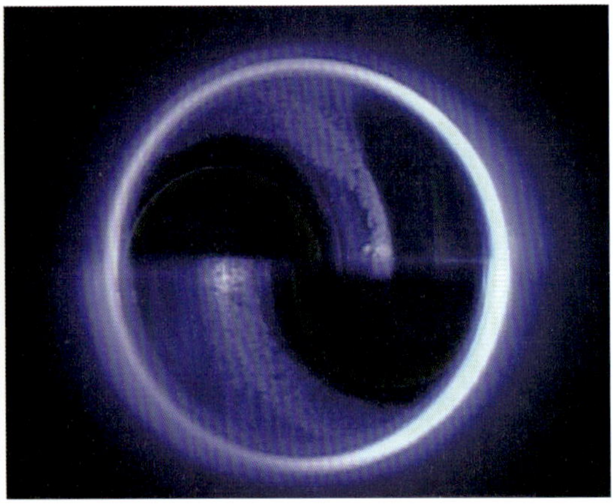

그림 3 안압검사

병이 없는 경우보다 안압이 높고 시신경으로 가는 혈류 부족으로 녹내장이 더 잘 발병할 수 있습니다. 안압 측정은 보통 비접촉성 안압계 또는 골드만 안압계로 측정합니다. 비접촉성 안압계는 기구에서 바람을 쏘아서 안압을 측정하며 눈에 기계가 직접 닿지 않아 측정이 간편하지만 안압이 높거나 낮은 경우 골드만 안압계보다 정확도가 떨어집니다. 골드만 안압계는 점안마취제와 염색약을 눈에 넣은 후 안압계를 직접 각막에 닿게 하여 안압을 측정합니다(그림 3).

안저검사

● 당뇨망막병증은 눈 안의 신경조직인 망막에 발생하는 질환입니다. 망막은 눈 안쪽 벽면에 붙어 있는 얇은 신경막입니다(그림 4). 당뇨망막병증은 당뇨병으로 인하여 망막의 혈관세포와 신경세포가 손상되

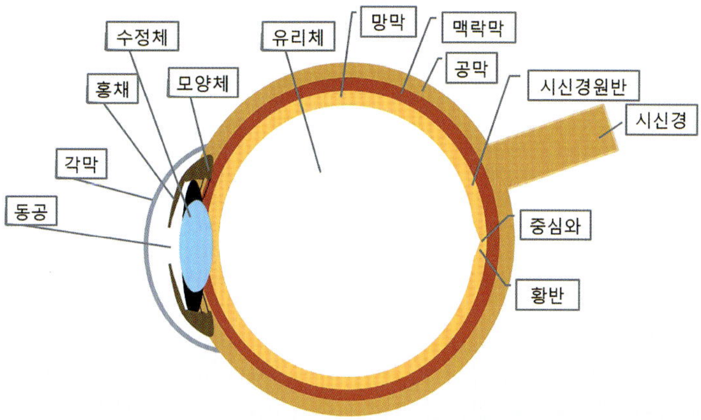

그림 4 안구의 모식도

는 질환입니다. 망막의 혈관세포가 손상되면 망막에 출혈이 발생하고 혈관의 손상으로 혈관 내의 액체가 새어 망막조직이 부어오르는 당뇨황반부종이 발생합니다.

이러한 망막의 손상은 안저검사로 확인할 수 있습니다. 안저검사는 동공확장제(산동제)를 눈에 넣고 30분-1시간 후에 동공이 커지면 시행합니다(그림 5). 당뇨망막병증을 확인하기 위해서는 황반과 시신경을 포함한 망막의 중심부와 주변부를 함께 검사해야 합니다(그림 6).

안저검사? 망막검사? 황반?

● 안저(眼底)는 글자의 뜻만 보면 눈의 바닥을 의미합니다. 동공을 통해 눈 안쪽을 들여다보면 눈의 바닥에 망막이 보입니

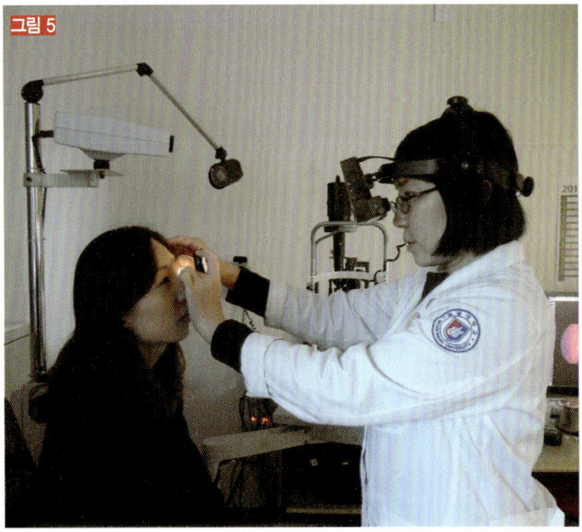

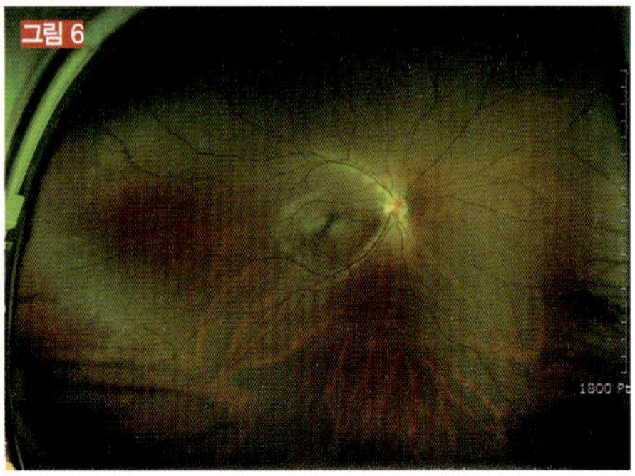

그림 5 망막을 검사하는 모습
그림 6 망막의 모습

다. 망막은 눈바닥(안저)에 있기 때문에 망막검사와 안저검사라는 말을 혼용해서 사용합니다.

안과에서 듣는 또 다른 말은 황반입니다. 황반은 시세포의 밀도가 높은 망막의 중심부를 의미합니다. 황반과 시신경을 포함한 망막의 중심부를 제외한 부분을 주변부 망막이라 부릅니다. 당뇨망막병증의 유무와 그 심한 정도는 망막의 중심부뿐 아니라 주변부 망막까지 검사해야 확인할 수 있습니다.

동공을 확장하지 않은 상태에서 찍은 안저 사진은 검사할 수 있는 범위가 황반 부분에 국한되어 있고, 동공이 작거나 각막 혼탁, 백내장이 있을 경우에는 사진이 선명하지 않습니다. 또한 입체로 보이지 않아 당뇨황반부종 여부를 확인할 수 없습니다. 따라서 당뇨망막병증 검사는 산동제를 눈에 넣은 후 동공을 확대하여 시행하는 것이 원칙입니다.

산동제 안약을 눈에 넣을 때 주의점

● 산동제는 동공을 확장하는 작용을 합니다. 산동제을 넣고 30분이 지나면 동공이 확장되고 효과는 6–8시간 정도 지속됩니다. 동공이 확장되면 밝은 곳에서는 눈이 부시고 흐릿하게 보입니다. 따라서 안저검사를 위해 안과에 오실 때에는 가급적 자동차, 오토바이, 자전거 운전을 삼가고, 검사 당일은 글씨를 보는 작업이 어려울 수 있다는 점을 고려해야 합니다. 또한 당뇨를 오랫동안 앓은 경우 동공이 확장되는 시간이 더 오래 걸릴 수 있어 검사 전 대기 시간이 조금 길어질 수 있습니다.

산동제 안약을 눈에 넣은 후 당뇨망막병증의 유무 및 그 심한 정도(당뇨망막병증의 단계)를 확인하기 위해서 황반과 시신경이 있는 중심부 망막과 그 밖의 주변부 망막을 검사합니다. 망막은 도상검안경 또는 세극등 현미경에서 검사용 렌즈를 이용하여 검사할 수 있습니다.

안저의 중심부에는 노란색의 동그란 시신경유두가 있고 그 옆에 어두운 색의 중심와가 있습니다. 시신경유두는 눈에 들어온 시각 신호를 뇌로 전달해 주는 신경다발의 시작점이고, 중심와는 상이 맺히는 안저의 중심부로서 빛을 감지하는 시세포가 가장 많이 존재하는 곳입니다. 정상일 경우의 안저 사진은 시신경유두와 중심와가 있고 시신경유두에서 주변으로 뻗어 나가는 혈관들이 분포하는 모양으로 보입니다. 그런데 당뇨망막병증이 발생하면 혈관 손상으로 인한 출혈, 삼출물, 혈관 모양의 변화 등이 발생합니다.

당뇨망막병증의 망막 소견은 다음과 같습니다.

비증식당뇨망막병증의 안저 소견

1. 미세혈관류 — 당뇨망막병증의 유무를 가늠하는 중요한 소견으로, 미세혈관류는 당뇨망막병증의 발생 초기부터 관찰됩니다. 미세혈관류는 모세혈관의 벽이 약해진 부분이 부분적으로 확장되어 꽈리모양으로 불거져 나온 부분으로(그림 7), 안저검사에서는 붉은색 점으로 관찰됩니다. 미세혈관류로 인해 망막출혈, 망막부종, 그리고 경성삼출물 등이 발생할 수 있습니다.

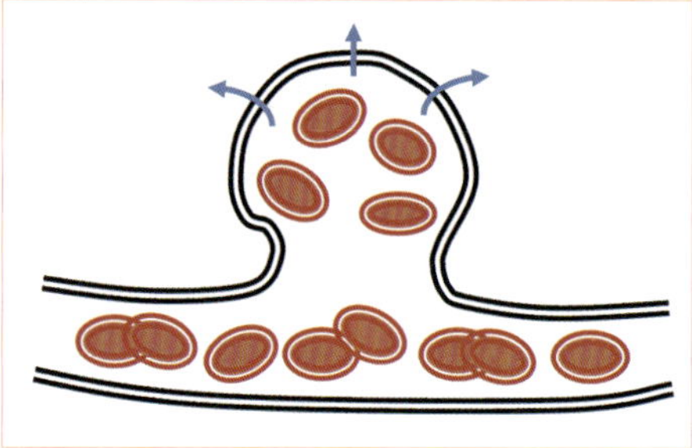

그림 7 미세혈관류

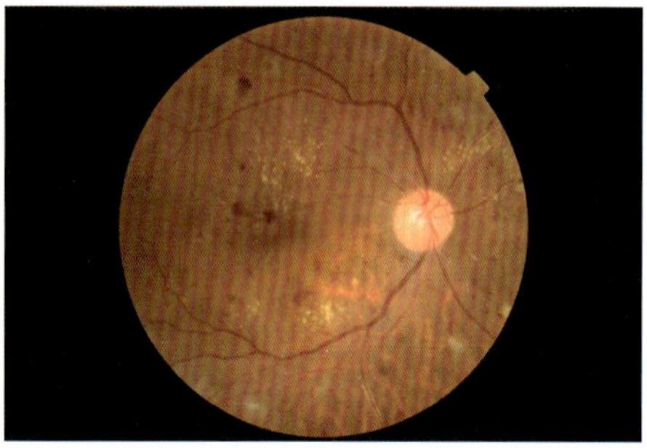

그림 8 망막 출혈

2. 망막 출혈 — 망막 내의 모세혈관이나 미세혈관류가 터지면 출혈이 발생합니다. 안저검사로 망막에 붉은색의 출혈을 확인할 수 있고, 출혈이 발생한 망막층에 따라 점(dot), 반점(blot), 선상(splint), 화염상(flame-shape) 등의 모양으로 보입니다. 출혈이 많을수록 증식당뇨망막병증으로 진행될 가능성이 높습니다(그림 8).
3. 염주정맥 — 망막에 산소가 부족하면 망막의 세정맥이 확장되어 염주알 같은 모양으로 변합니다. 염주정맥이 있으면 증식당뇨망막병증으로 진행될 가능성이 높습니다.
4. 망막 내 미세혈관 이상 — 당뇨망막병증이 진행되면 망막 내에 혈관이 비정상적으로 구불거리고 확장됩니다. 미세혈관 이상이 심할수록 증식당뇨망막병증으로

진행될 가능성이 높습니다.

5. 면화반 — 망막의 혈관이 폐쇄되어 신경조직이 손상되고 부으면 망막에 깃털 모양의 흰 반점이 관찰됩니다(그림 9).

6. 경성삼출물 — 모세혈관류나 손상된 혈관에서 지단백(지방 성분)이 빠져나와 망막조직에 침착된 것으로 안저검사에서 노란색으로 보입니다. 황반부에 발생할 경우 황반부종이 동반되거나 중심와 조직에 침착되어 시력이 떨어집니다. 경성삼출물은 고지혈증이 있을 경우 심해질 수 있으므로 이에 대한 치료가 필요합니다(그림 10).

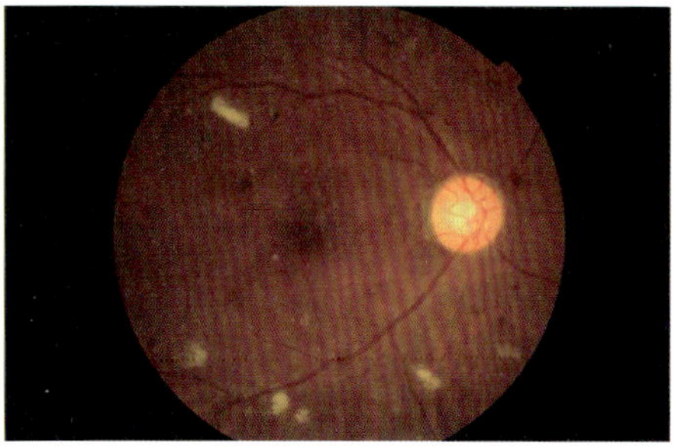

그림 9 면화반

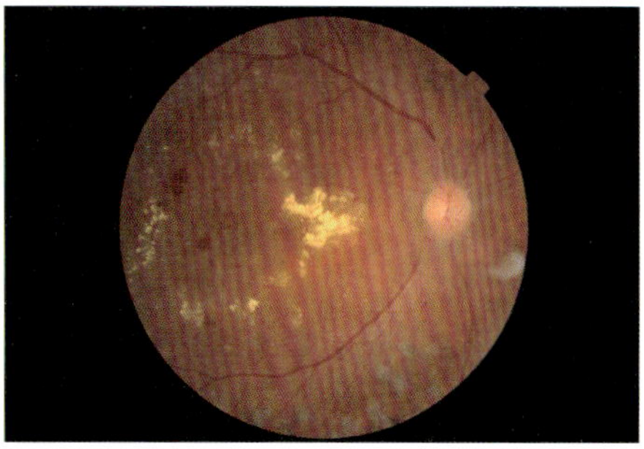

그림 10 경성삼출물

증식당뇨망막병증의 안저 소견

1. 신생 혈관 — 비증식당뇨망막병증과 증식당뇨망막병증을 구분하는 소견입니다. 망막에 산소가 부족하면 망막 앞면이나 유리체 뒷면으로 새로 비정상적인 혈관이 발생합니다. 신생 혈관은 혈관의 장벽이 손상되어 누출이 심하고 쉽게 파열되어 망막 앞 출혈이나 유리체출혈을 유발합니다.
2. 망막 앞 출혈 및 유리체출혈 — 망막 앞면과 유리체 뒷면에 위치한 신생 혈관이 후유리체박리에 의해 잡아당겨지면서 파열되어 망막 앞 출혈이나 유리체출혈이

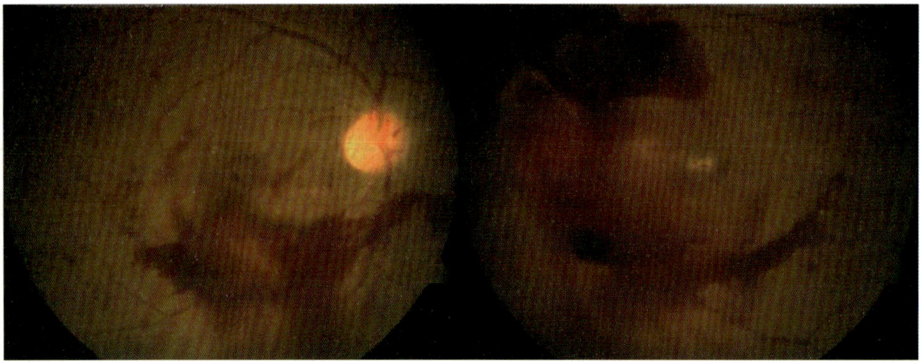

그림 11 심한 유리체출혈

발생합니다(그림 11).

3. 견인성망막박리 — 신생 혈관이 발생하면 섬유세포와 아교세포에 의한 섬유조직도 같이 증식됩니다. 신생 혈관과 섬유조직이 망막 앞면에 단단히 붙어 있다가 후유리체박리에 의해 망막이 잡아당겨져 망막이 유리체 쪽으로 떨어지게 됩니다.

후유리체박리란(Posterior vitreous detachment)?

눈 안의 유리체는 안구를 채우고 있는 투명한 겔로서 젤리 같은 조직입니다. 유리체는 유리체막에 둘러싸여 있고 이 막은 뒤쪽과 옆으로는 망막과 닿아 있습니다. 노화 현상으로 후유리체가 뒤쪽 망막으로부터 분리되기도 하는데 그 현상을 후유리체박리라고 합니다. 이때 날파리가 날아다니는 것처럼 보이는 증상이 발생할 수 있는데, 이를 비문증이라고 합니다. 후유리체박리 현상은 질병이라기보다 눈 안에서 발생하는 노화 현상으로 보시면 됩니다. 유리체는 망막과 닿아 있지만 시신경유두 주위, 망막 혈관, 망막의 주변부와는 강하게 붙어 있습니다. 이런 구조 때문에 후유리체가

박리가 발생하면서 망막의 주변부가 유리체에 잡아당겨져 찢어지기도 합니다. 이런 경우를 망막열공(retinal tear)이라 하는데 망막열공이 발생하면 망막박리가 발생할 수 있기 때문에 레이저 치료가 필요합니다.

망막 표면에 신생 혈관이 있다면 이 신생 혈관은 유리체와 망막을 강하게 유착시키는 역할을 하게 됩니다. 이런 상태에서 후유리체박리가 발생한다면 망막 표면의 신생 혈관과 망막이 잡아당겨져 유리체출혈, 망막 앞 출혈, 망막박리가 생기고 이로 인해 시력이 떨어지게 됩니다.

견인성망막박리란?

망막은 안구의 안쪽 벽에 붙어 있는 얇은 신경막입니다. 망막이 안구의 안쪽 벽에서 떨어지면 이를 망막박리라고 합니다. 망막박리는 발생하는 원인에 따라 3가지로 분류하는데 장액성 망막박리, 열공성 망막박리, 견인성 망막박리가 그것입니다. 장액성 망막박리는 맥락막과 망막의 혈관과 망막색소상피세포의 이상으로 생기는 망막박리로서 약물 또는 레이저로 치료합니다. 반면, 열공성 망막박리는 망막이 찢어져 구멍이 발생하고, 그 구멍(열공)을 통해서 물처럼 변한 유리체가 흘러들어 가서 발생하는 망막박리로서 수술이 필요합니다. 견인성 망막박리는 망막 표면에 신생 혈관이나 섬유화 증식이 있을 경우, 후유리체박리로 망막이 잡아당겨짐으로써 발생하는 망막박리입니다.

당뇨망막병증의 단계

당뇨병이 있으면 당뇨망막병증이 없는 단계에서 시작하여 비증식당뇨망막병증, 그리고 더 진행하여 신생 혈관이 발생하면 증식당뇨망막병증으로 진행하게 됩니다.

앞서 말씀드린 비증식당뇨망막병증의 안저 소견의 개수와 종류가 많아질수록 당

<table>
<tr><th></th><th>당뇨망막병증 단계</th><th>설명</th><th>1년 내 증식당뇨망막병증으로 진행할 확률</th></tr>
<tr><td></td><td>당뇨망막병증이 없는 단계</td><td></td><td></td></tr>
<tr><td rowspan="5">비증식당뇨망막병증</td><td>매우 가벼운 비증식당뇨망막병증</td><td>미세혈관류만 있을 때</td><td></td></tr>
<tr><td>가벼운 비증식당뇨망막병증</td><td>미세혈관류와 함께 망막출혈 또는 경성삼출물 또는 면화반이 있을때</td><td>4.5%</td></tr>
<tr><td>중등도 비증식당뇨망막병증</td><td>가벼운 비증식당뇨망막병증보다 심하고 심한 비증식당뇨망막병증보다 덜 심할 때</td><td>19.1%</td></tr>
<tr><td>심한 비증식당뇨망막병증</td><td>◈ 다음 3가지 중 1개에 해당할 때
① 심한 망막출혈 또는 미세혈관류가 4구역에 있을 때
② 염주정맥이 2구역에 있을 때
③ 중등도 이상의 망막 내 미세혈관 이상이 1구역에 있을 때</td><td>46.8%</td></tr>
<tr><td>매우 심한 비증식당뇨망막병증</td><td>위의 심한 비증식당뇨망막병증 기준 3가지 중 2개가 있을 때</td><td>75.4%</td></tr>
<tr><td rowspan="3">증식당뇨망막병증</td><td>초기 증식당뇨망막병증</td><td>고위험 증식당뇨망막병증 전 단계의 작은 신생 혈관이나 섬유화 증식이 있을 때</td><td></td></tr>
<tr><td>고위험 증식당뇨망막병증</td><td>◈ 다음 4 가지 중 1개에 해당할 때
① 경한 유리체출혈이나 망막 앞 출혈이 있으면서 시신경유두 1/2크기 이상의 주변 신생 혈관이 있는 경우
② 경한 유리체출혈이나 망막 앞 출혈이 있으면서 시신경유두 위 또는 시신경유두경계 1유두지름 영역 내에 신생 혈관이 있을 때
③ 중등도 이상의 유리체출혈이나 망막 앞 출혈이 있을 때
④ 시신경유두 위 또는 시신경유두경계에서 1유두지름 범위 내에 시신경유두 1/3 크기 이상의 신생 혈관이 있을 때</td><td></td></tr>
<tr><td>진행된 증식당뇨망막병증</td><td>유리체출혈이나 망막 앞 출혈로 신생 혈관의 정도를 확인할 수 없거나 황반 중심을 포함하는 망막박리가 있을 때</td><td></td></tr>
</table>

뇨망막병증의 단계가 진행하는 것이고, 신생 혈관이 발생하게 되면 비증식당뇨망막병증에서 증식당뇨망막병증이 됩니다.

형광안저촬영

● 안저검사에서 당뇨망막병증이 발견되면 형광안저촬영을 통하여 망막 혈관을 좀 더 세밀히 관찰할 수 있습니다. 형광안저촬영은 플루오레세인(fluorescein)이라는 형광물질을 정맥에 주사한 후 특수 카메라로 안저 사진을 여러 장 찍는 검사입니다. 플루오레세인은 청색 파장의 빛을 흡수하고 녹색 파장의 빛을 방출하는 형광물질로, 혈관 내에서 혈류를 따라 움직이면서 형광을 발해 이를 특수 카메라로 촬영 시 혈관을 자세히 관찰할 수 있습니다. 형광안저촬영으로 안저검사에서 관찰되는 미세혈관류, 망막 내 미세혈관 이상, 신생 혈관 등의 소견을 자세히 관찰할 수 있습니다. 또한 안저검사에서 보이지 않는 모세혈관 비관류(capillary nonperfusion) 부위까지 관찰할 수 있습니다. 모세혈관 비관류는 망막 모세혈관이 폐쇄되어 조직 대사에 필요한 산소가 부족한 상태를 의미합니다. 모세혈관 비관류 부위가 넓을수록 증식당뇨망막병증으로 진행될 가능성이 높습니다. 모세혈관 비관류 부위가 넓은 경우 더 자주 안과 진료를 받아 증식당뇨망막병증으로 진행하기 전에 레이저 치료를 하는 것이 필요합니다.

① 형광안저촬영의 기본 원리 — 전주정맥(팔오금에 있는 정맥)에 주사된 플루오레세인은 약 10~15초 내외에 눈에 도달합니다. 안저 카메라 내의 광선은 특수 필터를 통과하여 눈에 도달하고, 눈을 순환하고 있는 플루오레세인을 자극합니다. 자극된 플루오레세인은 녹황색의 형광을 발하고 안저 카메라 내의 특수 필터를 통과한 형광의 이미지가 카메라에 기

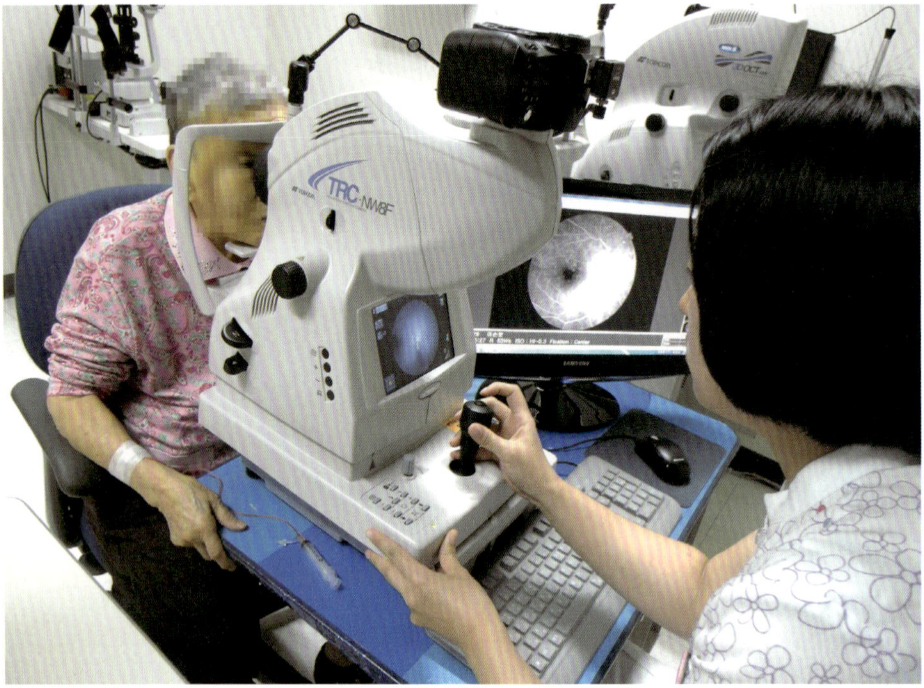

그림 12 형광안저촬영 모습

록됩니다(그림 12).

② 형광안저촬영 시 알아 둘 점은?

A. 동공확장제를 넣어 동공을 크게 한 후 검사를 시행하므로, 검사 당일 가까운 것이 잘 보이지 않고 눈이 부실 수 있기 때문에 운전을 삼가야 합니다.

B. 플루오레세인에 대한 과민반응이 일어날 수 있으므로 플루오레세인에 의한 과민성 쇼크가 있었거나 다른 주사제에 의한 부작용을 경험한 경우에는 의사와 상의 후 검사를 시행하게 됩니다. 조개류나 해산물에 알레르기가 있는 경우는 두드러기가 생길 수 있습니다.

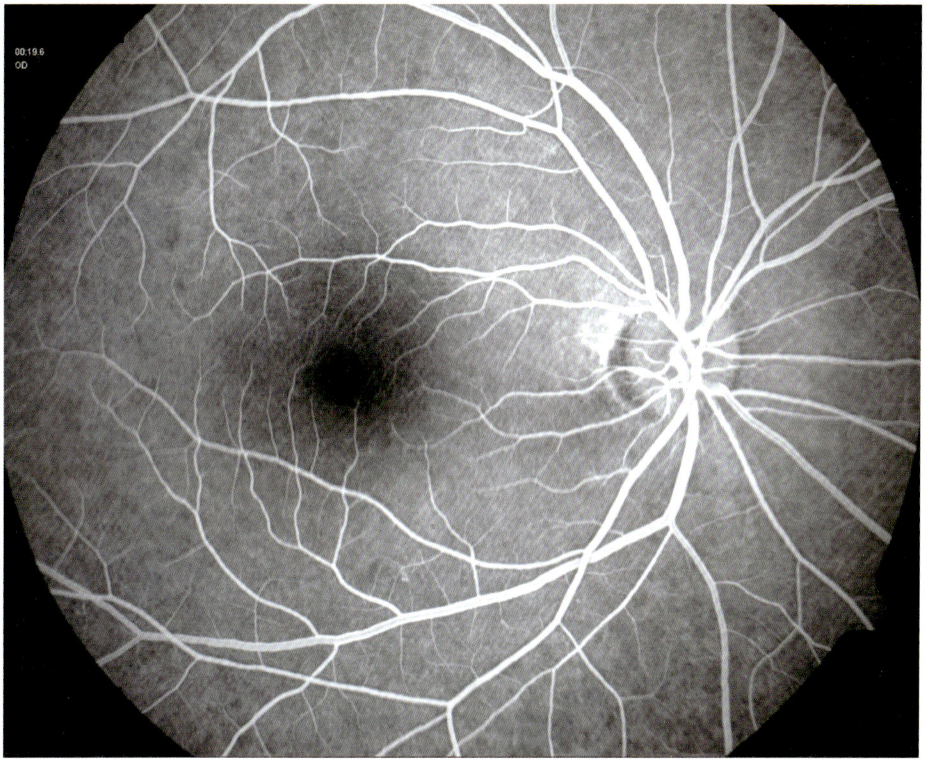

그림 13 형광안저촬영으로 본 망막의 모습

C. 임신 3개월 이내는 검사가 불가합니다.

D. 주사 후 1–2분 이내에 구역질, 구토, 피부발진, 어지러움증 등이 나타날 수 있습니다. 이는 약물 부작용이라기보다는 심리적인 불안감에 의한 경우가 많습니다.

E. 플루오레세인 주사 후 2–3일간은 피부와 소변이 노랗게 변합니다.

③ 정상 망막의 형광안저촬영 소견(그림 13)

④ 당뇨망막병증의 형광안저촬영 소견

A. 미세혈관류 — 안저 사진에서는 붉은 점으로 관찰되는 미세혈관류는 형광안저촬영에

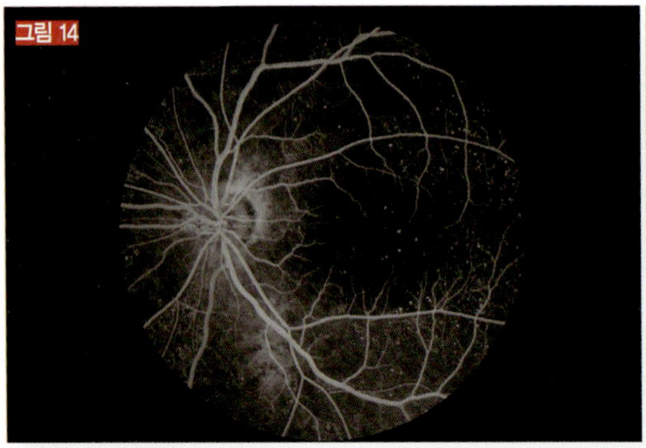

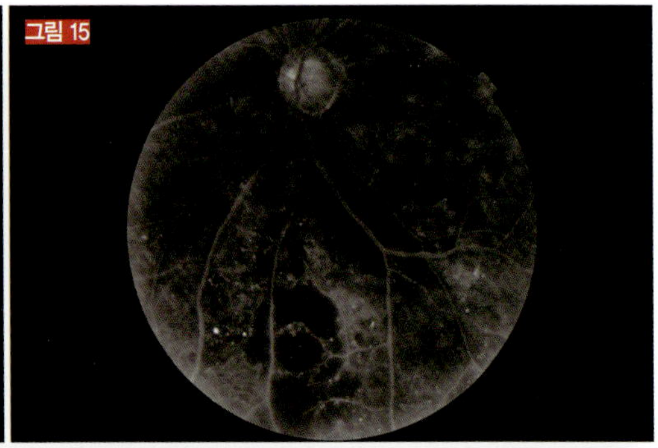

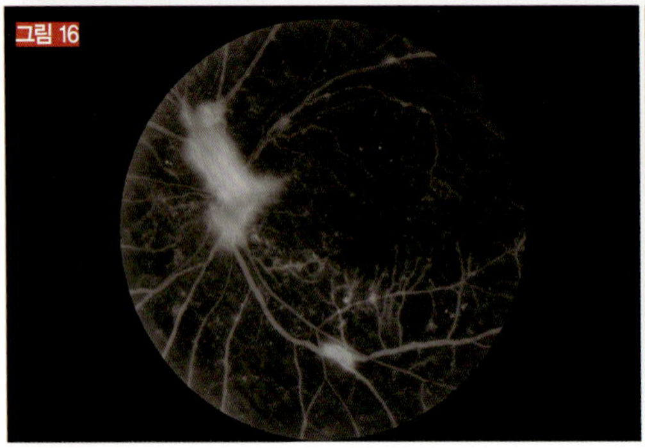

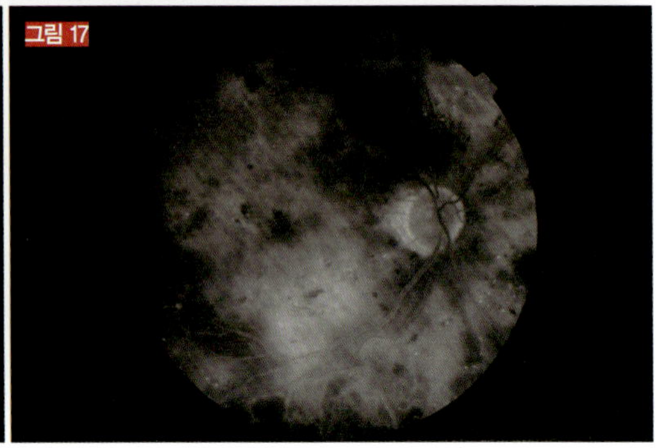

그림 14 미세혈관류. 흰 점으로 보이는 무수히 많은 미세혈관류가 관찰된다
그림 15 모세혈관비관류. 혈관이 막혀 피가 통하지 않아 검게 보이는 부분이 아래쪽에 생겼다
그림 16 신생 혈관. 새로 생겨난 혈관에서 형광물질이 하얗게 새어 나오고 있다
그림 17 당뇨황반부종. 형광물질이 주변 조직으로 새어 나오는 것을 관찰할 수 있다

서는 하얀색 작은 점으로 관찰됩니다(그림 14). 안저검사에서 관찰되지 않았던 작은 미세혈관류도 형광안저촬영으로 확인할 수 있습니다.

B. 모세혈관비관류 — 안저 촬영에서는 확인되지 않는 모세혈관비관류 부위가 형광안저촬영에서 관찰됩니다. 망막 아래의 맥락막에서 나오는 형광이 차단되어 검은색으로 보이며 누출이 심한 혈관까지 확인할 수 있습니다(그림 15). 모세혈관비관류 부위가 넓을수록 당뇨망막병증이 심한 상태이므로 필요시 범망막광응고술이 필요합니다.

C. 망막 내 미세혈관 이상 — 망막 내 모세혈관이 불규칙적으로 확장되고 구불거리는 모

습으로 관찰됩니다.

D. 신생 혈관 — 신생 혈관은 비정상적인 혈관으로 혈관내벽이 완전하지 않아 혈관에서 형광물질이 심하게 누출되는 모양으로 관찰됩니다(그림 16).

E. 당뇨황반부종 — 망막의 중심부인 황반이 부어 있는 것은 입체 안저 사진이나 안저검사로 확인할 수 있습니다. 형광안저촬영으로는 부종의 원인을 확인할 수 있는데 부어 있는 망막 주변에 미세혈관류가 있다면 미세혈관류가 부종의 원인입니다. 미세혈관류가 없는 경우는 망막 내 모세혈관이나 망막의 바닥층인 망막색소상피의 손상이 부종의 원인입니다. 황반부종이 있으면 형광안저촬영에서 형광물질이 주변 조직으로 새어 나오는 것을 관찰할 수 있습니다(그림 17).

빛간섭단층촬영

● 당뇨망막병증에서 시력 저하의 중요한 원인은 망막의 중심부가 붓는 당뇨황반부종입니다. 망막은 여러 가지 신경세포들이 규칙적으로 나열된 구조의 신경막으로, 조직에 물이 차서 붓거나 반대로 세포가 죽어서 두께가 얇아지면, 시력이 저하됩니다. 빛간섭단층촬영으로 중심부 망막인 황반이 얼마나 부어 있는지 또는 세포 손상이 얼마나 되어 있는지를 확인할 수 있습니다.

빛간섭단층촬영기는 망막에 레이저를 조사한 후 망막의 여러 세포층에서 나오는 빛을 분석하여 망막 단층의 영상을 보여 주는 장비입니다. 정상 망막의 단층은 세포층이 균일하게 정렬되어 있고 황반부의 중심부인 중심와가 오목하게 들어간 형태를 보입니다(그림 18).

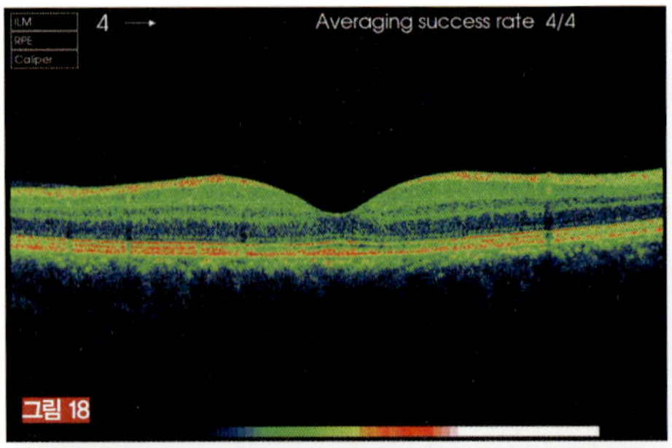

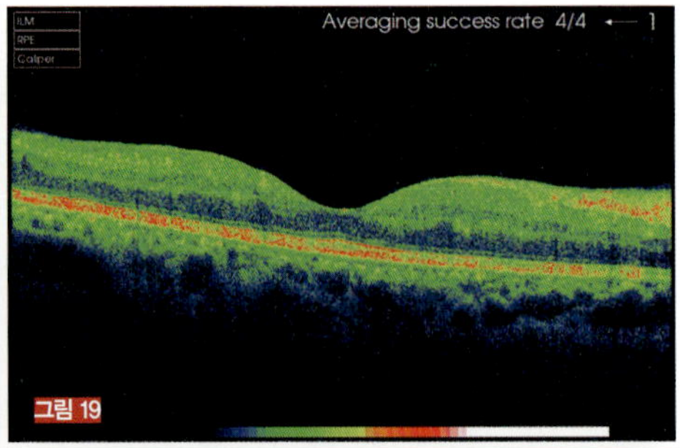

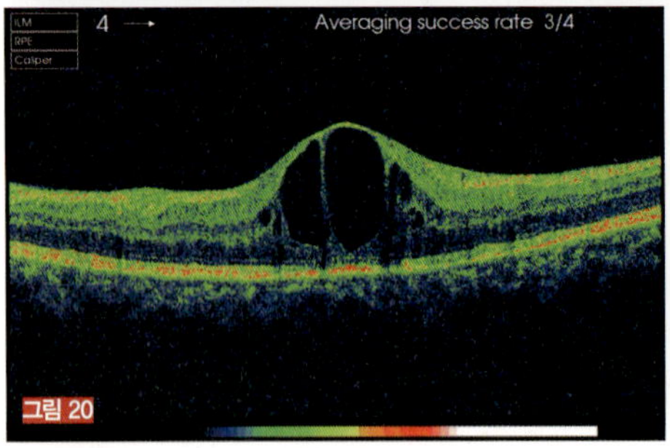

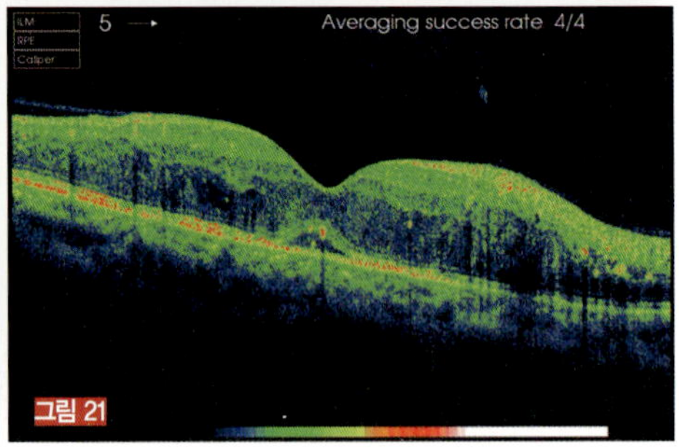

그림 18 정상인의 빛간섭단층촬영 사진
그림 19 다양한 형태의 당뇨황반부종. 전반적인 망막의 두께가 증가된 경우
그림 20 다양한 형태의 당뇨황반부종. 망막 내에 물집처럼 고여 있는 낭포황반부종의 경우
그림 21 다양한 형태의 당뇨황반부종. 망막 밑에 부종이 생김으로써 나타나는 장액성망막박리의 경우

당뇨황반부종의 빛간섭단층촬영 소견

당뇨황반부종은 빛간섭단층촬영에서 여러 가지 형태로 나타날 수 있습니다. 어떤 모양이든 망막 두께가 증가하는 것이 공통된 특징으로, 두께가 증가하는 이유는 망막 내층의 혈관이 손상되어 혈관의 액체가 망막조직에 고이기 때문입니다. 두꺼워진 망막은 기능이 떨어져 시력이 저하됩니다. 당뇨황반부종의 빛간섭단층촬영 소견입니다. 정상안의 빛간섭단층촬영 소견에 비해 망막이 부어 있는 것을 확인할 수 있습니다(그림 19–21).

안구초음파

● 심한 백내장 또는 유리체출혈로 안저가 보이지 않을 때 초음파검사가 도움이 될 수 있습니다. 초음파검사로 심한 안구 내 출혈이나 망막박리를 확인할 수 있습니다(그림 22, 23).

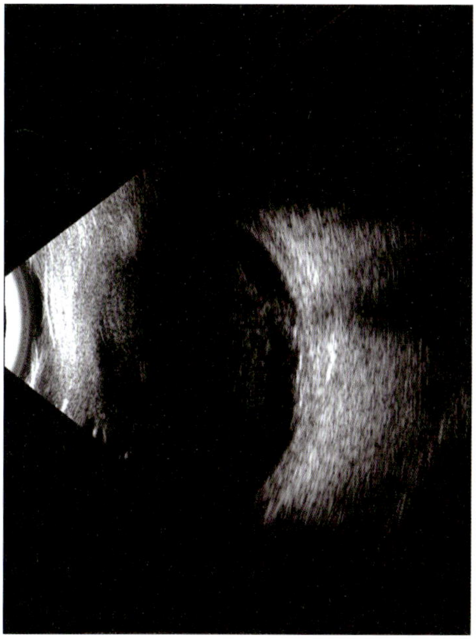

그림 22 유리체출혈. 동그란 안구 내에 하얗게 보이는 망막 앞 출혈 및 유리체출혈이 관찰된다

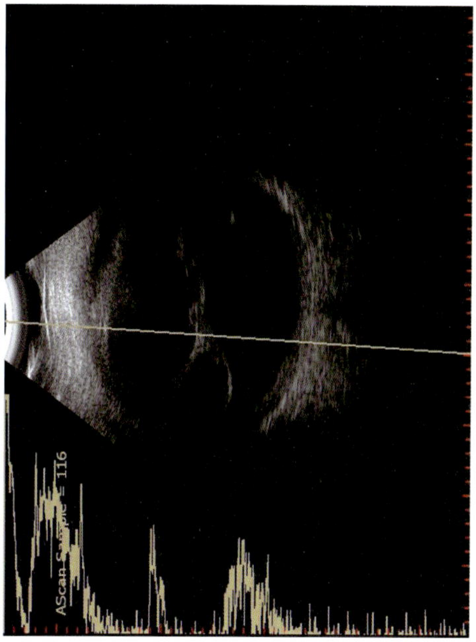

그림 23 유리체출혈. 동그란 안구 내에 하얗게 보이는 유리체출혈이 관찰된다

의학칼럼 9

눈중풍?

'눈중풍'이라는 말을 들으면 고개를 갸우뚱하시는 분들이 많을 겁니다. 중풍(뇌중풍)은 뇌졸중과 혼용하여 쓰는 말로, 뇌혈관이 막히거나(뇌경색) 터져서(뇌출혈) 뇌에 혈액 공급이 원활하지 않아 발생하는 질환을 일컫습니다. 마찬가지로 '눈중풍'은 눈에 혈액을 공급하는 혈관들이 막히는 병들을 일반인이 이해하기 쉽게 부르는 말입니다. 망막이란 눈 뒤의 신경조직으로서 카메라로 치면 필름에 해당하는 역할을 하는 부위입니다. 망막의 혈액순환이 잘 되어야 좋은 시력을 유지할 수 있습니다. 하지만 망막 혈관도 이런저런 여러 가지 원인으로 막힐 수 있습니다. 이런 경우를 통틀어 '망막혈관폐쇄증'이라고 합니다.

우리가 흔히 알고 있듯이 혈관은 크게 두 가지로 나뉩니다. 혈액을 공급해 주는 동맥, 다 쓴 혈액을 다시 심장으로 돌려보내는 정맥이 있습니다. 눈의 망막에도 이러한 혈관이 모두 존재하는데, 여기에 있는 혈관 중에 어느 혈관, 어느 부위에 문제가 생기냐에 따라서 여러 가지 병으로 나뉩니다.

나타나는 증상도 막힌 혈관과 부위에 따라 다릅니다. 눈에 혈액 공급을 하는 안동맥이나 중심망막동맥 등이 막혀서 혈액순환이 막히는 경우는 갑자기 밝은 빛 정도밖에 감지를 못 한다거나, 심한 경우는 아예 깜깜하게 아무것도 보이지 않을 수 있습니다. 주변부의 동맥이 더 심하게 막히게 되면 시력이 완전히 손상당하기보다 시야가 일부만 손상될 수도 있어서, 눈으로 보았을 때 특정 부분은 잘 보이지 않는 증상이 생길 수도 있습니다.

눈에서 사용한 혈액을 심장으로 빼 가는 정맥이 막히면 증상이 좀 다를 수 있습니다. 눈에서 심장으로 혈액을 다시 반환하는 정맥의 경우, 막히게 되면 혈액순환에 문제가 생기고, 시력에서 제일 중요하다고 볼 수 있는 황반이 손상받을 수 있습니다. 혈액순환에 문제가 생겨서 황반이 붓고 손상되면, 상이 찌그러져 보인다든지, 뿌옇게 보인다든지 여러 가지 증상들이 생길 수 있습니다. 특히 부분적으로 혈관이 막힌 경우는 경우에 따라서 좋은 시력이 유지되기도 하나, 전체 혈관이 다 막힌 총 정맥폐쇄의 경우는 시력이 손상되어 회복이 잘 되지 않는 경우도 많습니다.

망막혈관폐쇄증은 전신질환이 원인인 경우가 많이 있습니다. 동맥이 막힌 경우는 심장질환이나 목동맥질환, 혈액질환 등이 원인이 되기도 하므로 이에 대한 검사가 필요합니다. 망막동맥뿐만 아니라 뇌동맥도 일부 막혔을 수 있기 때문에 신경과 진료도 필요합니다. 정맥이 막힌 경우는 고혈압, 동맥경화, 고지혈증, 당뇨 등이 원인이 될 수 있습니다. '망막혈관폐쇄증'의 치료는 혈관의 어느 부위가 폐쇄되었는지, 시력이 어느 정도인지 등에 따라 다릅니다. 치료 없이 경과 관찰을 하는 경우도 있고, 눈 속에 주사를 하는 경우, 레이저 치료를 하는 경우도 있습니다. 여기서 반드시 생각하셔야 할 점은 눈 자체를 치료하는 것도 중요하지만 혈관을

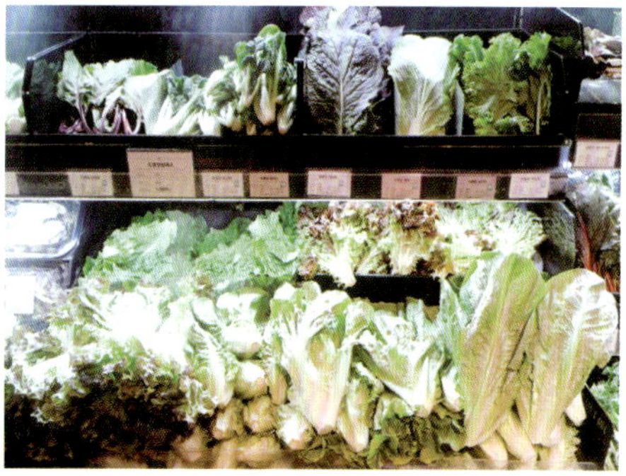

그림 1 녹황색 채소들이 눈에 좋다

막히게 한 원인을 치료하는 것도 매우 중요하다는 점입니다. 갑자기 깜깜하게 아무것도 보이지 않거나 시야가 일부 어둡게 보이는 증상이 생기면, 곧바로 안과 진료를 받아야 합니다.

망막혈관폐쇄증이 있으신 분 또는 이를 예방하기 위한 생활습관은 일반적인 건강한 생활습관과 크게 다르지 않습니다. 혈압과 혈당을 잘 관리하고 과도한 음주와 흡연은 피하며, 또한 기름진 음식 대신 신선한 채소를 많이 드시고 적절한 운동으로 체중을 관리하시면 좋습니다.

의학칼럼 10

눈에 이상한 것이 보여요 (비문증)

비문증은 눈앞에 먼지나 파리, 모기같이 생긴 것이 보이고, 이것들이 떠 있는 것처럼 나타나는 증상을 말합니다. 이러한 비문증이 생긴 경우, 많은 분들이 눈에 뭐가 낀 것 같아 눈을 비비기도 하고, 앞에 날아다니는 것이 있어 보여 잡아 보기도 하지만, 실제로 눈에 끼어 있거나, 밖에 떠다니는 것이 아니므로, 눈을 비빈다고 좋아지거나, 물체를 잡고자 해도 잡히지 않습니다. 이러한 비문증은 밝은 배경에서 더 잘 나타나고, 눈을 움직임에 따라 같이 움직이는 특징을 가지고 있습니다.

그러면 비문증은 왜 생기는 것일까요? 우리 눈의 안쪽은 '유리체'라고 하는 찐득찐득한 젤리 같은 물질이 채우고 있습니다. 나이가 들면서 이 젤리 같은 유리체는 점차 물로 변하는 과정을 거치게 되는데, 이러한 과정에서 생기는 부유물들이 비쳐 보여 증상이 나타납니다. 많은 경우에 노화와 관련되어 있어서 아직까지 특별한 치료법은 없지만, 시간이 지나면서 가운데 보이던 것들이 주변부로 이동하여 시야에서 벗어나거나 비문증에 익숙해져 불편함이 다소 줄어들게 됩니다.

하지만 비문증이 무조건 나이가 들면서 오는 것은 아닙니다. 눈에서 젤리 같은 유리체가 물처럼 변하는 과정이 문제없이 자연스럽게 되면 좋지만, 일부 사람은 이러한 과정에서 눈 안에 필름에 해당하는 망막이 손상될 수 있습니다. 유리체가 망막을 잡아당겨 망막의 일부분이 찢어지거나 구멍이 나는 것을 '망막 찢어짐' 또는 '망막열공'이라고 합니다. 이렇게 카메라의 필름에 해당하는 우리 눈의 망막이 찢어지는 경우는 더 나빠지면 '망막박리'를 유발할 수 있기 때문에 매우 위험한데, '망막박리'는 심하면 실명할 수도 있는 무서운 질환입니다. 망막박리는 눈 벽에 붙어 있어야 할 망막이 떨어져 버리는 것으로, 망막 구멍 사이로 물이 들어가 망막이 떠 버리는 경우를 일컫습니다. 망막박리는 대부분 수술이 필요할뿐더러 수술 후 시력 회복도 장담하지 못합니다.

하지만 망막열공을 일찍 발견하여 비교적 간단한 시술인 레이저광응고술로 치료를 해 준다면 망막박리로 진행하는 것을 막을 수는 있습니다.

그 외에도 비문증은 눈 안에 피가 나거나, 염증이 있는 경우에도 생길 수가 있습니다. 당뇨병으로 인한 당뇨망막병증이 있는 경우에도 눈 안에 피가 나는 경우, 피가 비문증으로 보일 수 있는데, 이러한 경우는 추후에 대량 출혈로 눈이 보이지 않을 수 있고, 더 심각한 합병증을 초래할 수 있기 때문에 적절한 검사 및 치료가 필요할 수 있습니다.

눈포도막염에 의해 눈염증이 심한 경우에도 눈송이 같은 뿌옇게 보이는 것이 떠다닐 수 있습니다. 염증이 전반적으로 매우 심한 경우는 시력의 심각한 손상을 일으킬 수 있어서 이 또한 빠른 진료와 검사를 통해 투약이 필요할 수 있습니다.

요약하면, 비문증은 많은 경우에 노화와 관련된 증상인 경우가 많지만, 그 외에도 망막열공 또는 망막박리의 증상일 수가 있고, 눈 안에 피가 나고 있거나, 염증이 매우 심한 경우에도 발생할 수 있으므로 비문증이 발생하였을 경우에는 일단 안과에 방문하셔서 진료를 받고, 큰 병이 같이 동반되어 있는지 확인을 받으시는 게 중요합니다. 원래 있던 비문증의 양상이 변했다거나 증상이 심해졌을 경우, 커튼이 쳐진 것처럼 시야 일부분이 가려 보이거나, 그림자가 드리우거나 시야 주변이 번쩍번쩍이는 등의 증상이 발생했을 때는 다른 병을 동반한 비문증일 수 있어 원인을 찾기 위해 빨리 병원에 찾아오셔야 합니다.

chapter 6

수술해도 되나요?

당뇨 환자의 백내장 수술

여섯 번째 이야기

수술해도 되나요?

– 당뇨 환자의 백내장 수술

● 백내장은 수정체가 혼탁해져서 시야가 뿌옇게 보이는 병으로 그 원인으로는 여러 가지가 있습니다. 당뇨가 있는 경우는 당뇨가 없는 경우보다 더 젊은 나이에, 더 자주 백내장이 발생하게 됩니다. 또한 당뇨가 있는 경우, 백내장 수술 후 망막부종의 위험도도 더 높으며, 수술 후 당뇨망막병증이 진행할 수 있습니다.

따라서 당뇨 환자는 당뇨망막병증뿐 아니라 당뇨병성 백내장에 대한 관리도 필요합니다.

정상적으로 수정체는 수정체를 싸고 있는 주머니인 전낭과 후낭, 중심부의 핵, 주변부의 피질로 구성됩니다.

나이 든 환자에게서 생기는 노인백내장은 핵과 피질에 같이 변화가 생기나, 전형적인 당뇨병 환자의 백내장은 피질 부분에 눈보라 모양의 혼탁을 보이게 됩니다(그림 1). 그러나 당뇨병 환자에게서도 노인백내장과 같은 변화 역시 나타납니다.

일반적으로 전체 백내장 수술 환자 중, 약 10% 정도가 당뇨병을 갖고 있는 것으로

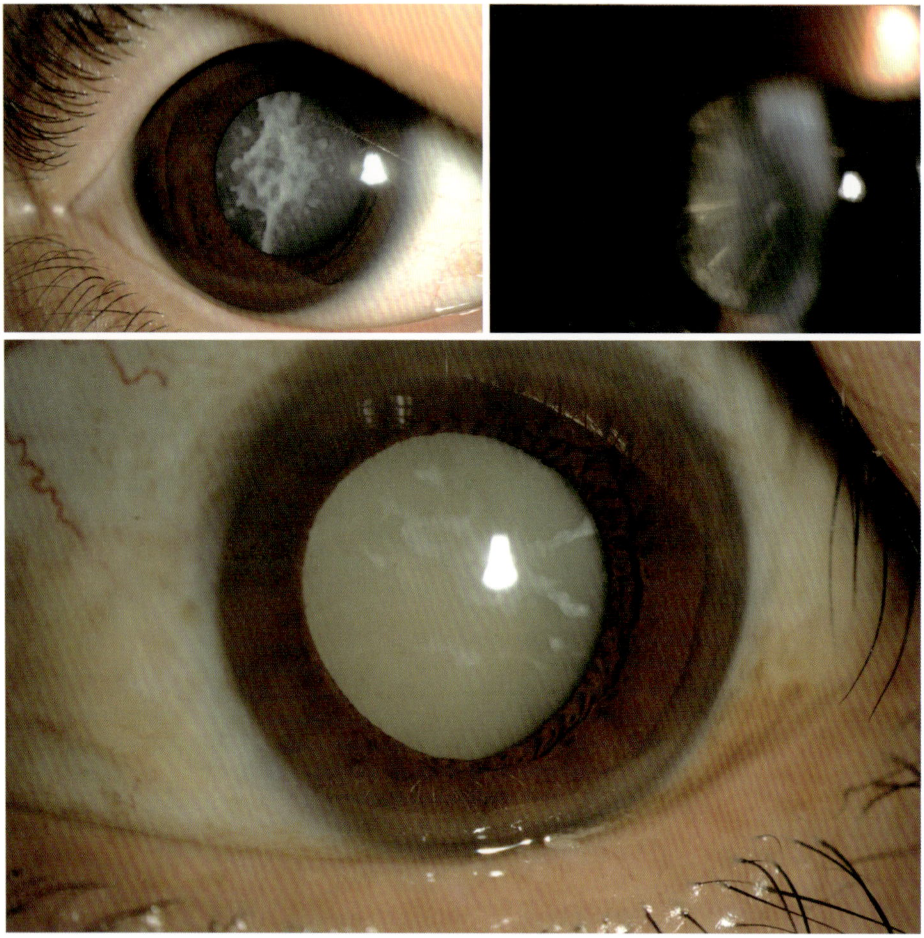

그림 1 백내장

추정되는데, 당뇨병이 있는 경우, 없는 경우보다 수술 후 합병증이 더 많이 발생하고 시력 예후도 더 나쁩니다.

당뇨병 환자와 백내장 환자

1. 당뇨병성 백내장의 발생 빈도

당뇨병이 있는 경우는 당뇨병이 없는 사람에 비하여, 백내장이 발병할 가능성이 매우 높습니다. 또한 전체 당뇨 환자 중 약 10명 중 1명이 백내장의 소견을 보이게 됩니다. 백내장 발병 연령도 당뇨병 환자에게서 비교적 일찍 나타나게 됩니다. 인슐린 치료 자체는 백내장의 발생 빈도에 큰 차이는 없습니다.

인슐린 의존성에서는 당뇨병의 유병기간이 중요한 인자인 데 비하여, 인슐린 비의존성에서는 발병 당시의 나이가 가장 중요한 요인이 됩니다.

2. 위험 인자

수정체의 혼탁을 일으키는 원인으로는, 당뇨로 인한 고혈당성 변화뿐 아니라 다음과 같은 흡연, 음주, 고혈압, 부신피질호르몬 등의 위험 인자들이 있습니다. 그러므로 당뇨병이 있는 경우 백내장 발생을 줄이기 위해 이와 같은 위험 인자들을 피하는 것이 좋습니다.

(1) 흡연: 정확한 기전은 알려져 있지 않지만, 흡연은 일반적으로 핵백내장 발생과 연관이 있으며, 특히 여성 흡연은 백내장의 발생을 더 증가시킵니다.

(2) 음주: 상습적인 음주자에게서 백내장 발생이 증가됩니다. 핵백내장, 피질백내장 그리고 후낭하백내장의 형태로 나타나게 됩니다.

(3) 고혈압: 혈압이 높은 경우 역시 발생 빈도가 증가하는 것으로 알려져 있습니다. 그러나 그 원인이 고혈압 때문인지 혹은 고혈압을 치료하기 위한 약제 때문인지는 알려지지 않았습니다.

(4) 부신피질호르몬: 하루 15mg 이상의 프레드니솔론이나 그에 상응하는 용량의 약제, 또는

점안약을 1년 이상 장기간 사용하면 특징적으로 후극부에 미세한 과립의 형태로 시작되는 후낭하백내장이 자주 발생하게 됩니다.

수정체의 구조 및 생리

1. 구조

수정체는 앞뒤 양면이 볼록하고 빛에 대한 조리개 역할을 하는 홍채 뒤에 위치하며, 얇은 실과 같은 인대인 섬모체소대에 의해 안구에 연결되어 있습니다. 수정체는 얇은 주머니인 수정체낭에 의해 둘러싸여 있으며, 가운데의 핵 부분과 주변부인 피질로 구성되어 있습니다.

2. 생리

눈 속은 투명하여 혈관을 통한 혈액 공급이 없으므로, 눈 속 가운데에 위치하는 수정체는 혈액을 공급받지 못합니다. 대신 안구 속의 방수와 유리체 내에 녹아 있는 산소를 통해 대사를 하게 됩니다. 수정체는 그 활동성은 매우 적지만, 에너지를 사용하여 적당한 건조도를 유지하고 아미노산으로부터 단백질을 합성하기도 합니다. 또한 수정체 상피세포들은 핵이 없고 수분 함량이 적고, 단백질이 치밀하게 배열되어 있어 투명도를 유지할 수 있습니다.

수정체는 포도당을 각막과 수정체 사이를 채우고 있는 액체인 방수를 통해 공급받게 됩니다. 방수 내 포도당 농도의 대부분이 수정체 내로 이동합니다. 방수를 통해 수정체 내로 유입된 포도당은 몇 가지 경로를 통하여 대사가 되어 에너지를 만들고 핵산을 만들기도 합니다.

당뇨병이 수정체에 끼치는 영향은?

1. 백내장의 발생

당뇨병은 직접적으로 수정체 내에 생화학적인 변화를 주어 백내장을 발생시킨다는 사실이 입증되었습니다. 이러한 백내장을 당뇨병성 백내장이라 하며, 특징으로는 피질에 눈보라 모양의 혼탁이 보이고 핵은 깨끗하게 보입니다.

그러나 이런 전형적인 백내장은 드물고 일반적으로 백내장을 일으키는 여러 가지 복잡한 원인들과 당뇨병의 상호작용으로 수정체 섬유가 망가지고, 나이가 들면서 망가진 섬유가 계속 축적되어 백내장이 진행되게 됩니다.

2. 백내장이 생기는 여러 가지 기전

1) 삼투압 변화

혈액과 안구 내에 포도당이 증가하면 포도당의 대사물인 소르비톨이 늘어나 세포 안에 축적되어 삼투압이 증가하고 수분이 수정체 세포 안으로 이동하면서 수정체의 혼탁이 생기게 됩니다. 이와 같은 반응이 수정체 주변부의 상피세포에서 발생하기 때문에 당뇨에 의한 백내장의 경우, 수정체의 혼탁이 중심부의 핵보다는 주변부의 피질에서 주로 나타나게 됩니다.

2) 산화작용에 의한 변화

산화 스트레스 증가는 노화반응을 비롯한 백내장 형성에 매우 중요한 기전의 하나입니다. 산화 스트레스에 의해 발생한 활성산소가 수정체 내 단백질에 영향을 미쳐 수정체 혼탁이 생기게 됩니다. 산화 기전과 연관되어 아스코빈산이나 타우린이 산화 스트레스에 의한 백내장의 발생을 지연시킨다고 보고된 바 있습니다.

3) 당화에 의한 변화

혈당이 높게 유지되면 안구 내 성분이 높은 혈당과 반응하여 당화되며, 수정체 단백질과 반응하면 혼탁한 불용성 단백질이 생성됩니다.

3. 굴절률의 변화

당뇨 환자들은 혈중의 포도당 수치가 급격히 올라가기도 하고, 내려가기도 합니다. 이렇게 포도당 수치가 증가하고 또 감소됨에 따라 수정체의 굴절률이 변화하면서 시력이 떨어지기도 하고 변화하기도 합니다.

혈액과 수정체 내에 포도당 수치와 소르비톨 수치가 증가하며 삼투압이 증가하게 되는데, 이로 인해 수정체가 두꺼워지며 일시적으로 근시성 변화를 보일 수 있습니다.

반대로 인슐린 치료로 인하여 혈중 포도당 수치가 급격히 감소되면 수분이 수정체에서 방수 쪽으로 이동하여 두께가 얇아지고, 굴절률이 감소하여 원시성으로 변할 수 있습니다.

백내장 수술이 당뇨망막병증에 끼치는 영향은 없을까?

● 백내장 수술이 당뇨망막병증에 영향이 없다는 연구도 있으나, 많은 연구에서 영향이 있는 것으로 보고되고 있습니다. 이러한 기전은 확실히 밝혀져 있지는 않으나, 수술에 따르는 자극이 혈액망막장벽의 파괴를 더욱 조장하여 황반부종, 망막내출혈, 경성삼출물의 발생이나 증가를 일으킬 수 있습니다.

이와 같은 변화는 비증식당뇨망막병증 또는 증식당뇨망막병증 모두에서 나타납니다. 특히나 수술 후 당뇨망막병증의 진행은 당화혈색소 수치와 오랜 당뇨병 유병기간, 인슐린 치료와 깊은 연관성이 있습니다.

물론 당뇨망막병증이 없거나 경증의 당뇨망막병증인 경우, 당뇨 환자의 백내장 수술도 당뇨가 없는 환자의 백내장 수술 결과와 비슷합니다. 그러나 중등도 이상의 당뇨망막병증의 경우, 수술 후 황반부종의 위험이 높으며, 당뇨망막병증의 진행 위험도 조금 더 높아집니다.

비증식당뇨망막병증의 경우, 약 절반 정도가 수술 후 황반부종이 나타나기도 합니다. 일부의 경우, 백내장 수술 후 당뇨망막병증의 진행으로 수술 후 시력이 수술 전 시력보다 더 나빠질 수도 있습니다. 가장 중요한 예측 인자는 수술할 당시의 시력과 당뇨망막병증 정도입니다.

수술 전에 망막부종이 동반된 경우, 수술 전후로 망막부종에 대한 치료를 병행하거나, 백내장 수술과 동시에 스테로이드 또는 혈관생성인자 항체 주사를 시행하기도 합니다. 1/3은 망막병증이 진행되어, 추가적인 범망막광응고술이 필요하기도 합니다.

백내장에 의한 혼탁으로 레이저광응고술을 시행하지 못하는 경우, 백내장 수술 후 이를 시행하게 됩니다.

증식당뇨망막병증의 경우, 범망막 레이저광응고술을 수술 전에 시행하는 것이 바람직합니다. 그러나 백내장으로 인한 시야 혼탁이 동반되어 있으면, 레이저광응고술의 시기가 수술 후로 늦춰질 수도 있으며, 황반부종과 유리체출혈, 신생혈관녹내장으로 인해 시력 예후는 좋지 않습니다. 유리체출혈이 심하거나 증식성 섬유혈관막으로 인해 망막의 상태가 좋지 않으면 백내장 수술과 유리체절제술을 동시에 시행하기도 합니다. 특히 활동성 있는 신생 혈관이 보이는 경우, 시력 예후가 나쁘며, 수술 후 인공수정체의 앞뒤로 염증과 염증성 막이 생기는 사례가 많습니다. 그러나 범망막 레이저광응고술을 시행받은 후 신생 혈관의 활동성이 줄어들게 되면 시력 예후가 더 좋은 경우가 많습니다.

백내장 수술은 언제 어떻게 하나요?

1. 적응증

백내장 수술을 시행하면 당뇨망막병증이 진행될 수 있으므로, 당뇨망막병증이 있을 때는 시력 저하로 일상생활에 지장을 줄 때까지 수술을 연기할 수 있습니다. 그러나 백내장이 심해지면 망막을 검사하기도 힘들고, 레이저광응고술과 같은 망막 치료도 불가능해집니다. 그러므로 레이저 치료가 필요할 경우에는 백내장 수술을 시행하여야 합니다. 특히 젊은 당뇨 환자는 망막병증의 진행이 빠른 경우가 많으므로, 백내장 때문에 망막 치료에 방해가 된다면, 백내장 수술을 일찍 하고 주의 깊은 검사와 조기 치료를 시행할 수도 있습니다.

2. 수술방법

백내장 수술은 대개 초음파 유화술을 시행합니다. 초음파 유화술이란 3mm 미만의 각막 또는 공막의 절개창을 통해, 눈 안에 초음파 발생 기구를 삽입하여 수정체를 유화시켜 제거하고, 인공수정체를 삽입하는 수술입니다. 다른 수술방법에 비하여 수술 상처가 작고, 회복이 빨라 보편적으로 사용되고 있습니다(그림 2).

각막의 절개창을 통해 수정체로 접근하면, 먼저 수정체의 주머니인 수정체낭을 만나게 됩니다. 수정체의 앞쪽 막을 전낭이라고 하며, 뒤쪽 막을 후낭이라고 합니다. 앞쪽 막인 전낭에 원형의 구멍을 만드는 전낭 절개를 시행하는데, 이 전낭 절개를 통해

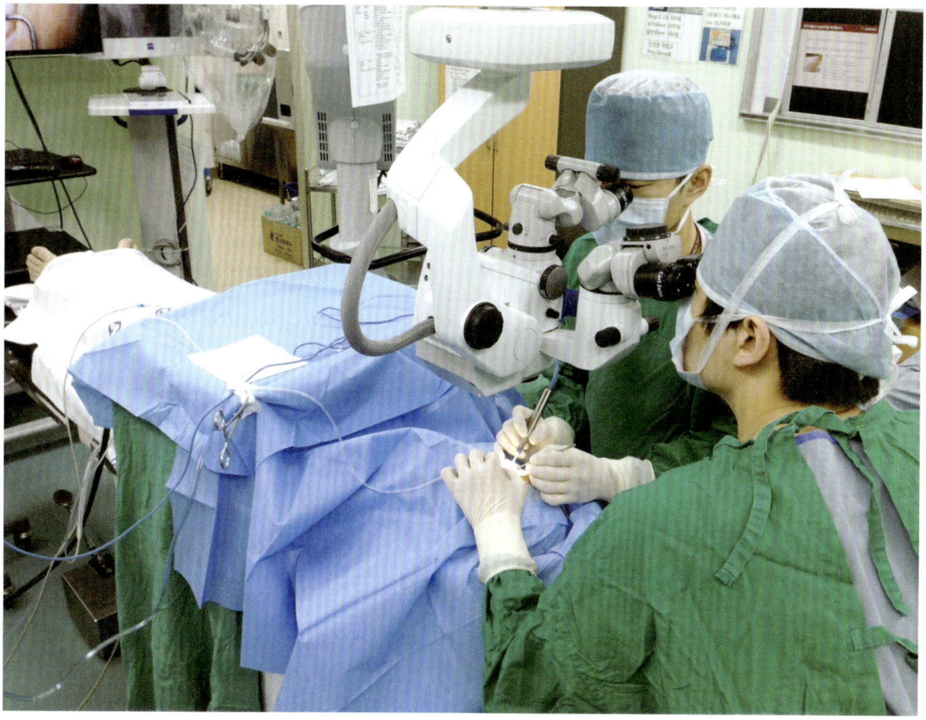

그림 2 백내장 수술

수정체를 노출시키고 초음파를 사용하여 수정체를 유화시킬 수 있습니다.

수정체를 제거하고 인공수정체를 삽입하고 나면, 수정체를 싸고 있던 투명한 막들의 혼탁이 생기게 됩니다. 따라서 전낭 절개의 크기가 작으면 전낭의 혼탁이 생기며 인공수정체의 주변부를 가리게 되고, 그로 인해 주변부 망막의 검사가 어려워지기도 합니다. 이와 같이 전낭의 수축 및 혼탁이 생기거나, 후낭의 혼탁으로 시야가 뿌옇게 보이거나 망막의 관찰이 어려워질 때에는 레이저 시술을 통하여 전낭 및 후낭의 혼탁을 제거할 수 있습니다.

초음파 유화술 외의 수술방법으로는 수정체낭내적출술이나 수정체낭외적출술이 있습니다. 이 수술방법은 과거에 많이 사용되었으며, 백내장이 매우 심하거나 안구 내 조직이 약할 때에 사용될 수 있으나, 최근에는 잘 쓰이지 않습니다.

3. 인공수정체

수정체를 유화시키면서 제거하고 나면, 각막 절개창과 수정체의 전낭을 통해 인공수정체를 수정체낭 주머니에 삽입하게 됩니다.

인공수정체는 실리콘이나 아크릴로 된 재질을 사용하며, 광학부의 크기는 6mm 정도이지만, 3mm 정도의 절개창을 통하여 접어서 삽입이 가능하도록 설계되어 있습니다.

후낭이 파열되면 수정체낭 주머니에 위치시키기 어려운 경우가 있는데, 이런 경우에는 홍채와 수정체낭 주머니 사이에 위치시킬 수도 있습니다. 그러나 이런 경우에는 인공수정체와 주변 조직의 마찰로 인해 염증이 생기기 쉽고, 수정체의 위치가 중심밖으로 치우치기 쉽습니다. 따라서 가능한 한 낭 내 주머니에 넣는 것이 바람직합니다.

당뇨병이 있으면 수술 후 각막과 인공수정체 사이에 섬유소 물질들이 증가되어, 수정체에 색소가 달라붙고 홍채와의 유착이 생기기 쉽습니다.

4. 산동

백내장 수술이나 망막 수술을 하기 위해, 또는 망막을 검사하기 위해 동공을 크게 키우게 되는데, 이것을 산동이라고 합니다. 반대로 동공이 줄어드는 것을 축동이라고 합니다.

당뇨병이 있는 경우 손발 저림이 동반되는 경우가 많은데, 이는 당뇨병이 손발의 신경에 영향을 주기 때문입니다. 눈과 관련된 신경, 특히 빛 조리개인 홍채에 관련된 신경도 영향을 받습니다. 또한 홍채 근육도 영향을 받아, 정상 눈에 비해 산동이 충분히 잘 되지 않고, 산동에 걸리는 시간도 더 길어지게 됩니다. 수술 중에도 산동이 잘 유지되지 않고 축동이 되는 경우가 있는데, 이를 방지하기 위해 수술 중에 교감신경을 자극하여 동공 확대를 유지시키는 용액을 안구 내에 주입하는 경우도 있으며, 홍채걸개를 사용하여 홍채를 크게 유지시키는 방법도 사용되고 있습니다.

5. 시력 예후

백내장 수술 후의 시력은 당뇨망막병증의 영향으로, 정상인에 비해 나쁜 편입니다.

수술 전 망막이 증식성당뇨망막병증을 보이거나, 황반부종으로 인해 시력 저하가 동반된 경우, 백내장 수술로 인하여 일시적으로 망막병증이 진행하거나 황반부종이 심화되어 시력이 떨어질 수 있습니다.

우리의 눈을 카메라에 비유했을 때, 백내장 수술은 렌즈를 교체하는 것이며, 망막병증은 카메라 필름에 이상이 있는 상태입니다. 따라서 렌즈를 교체하더라도 카메라 필름은 계속 이상이 있는 상태이므로, 정상인과 비교하여 시력이 호전되는 폭이 크지는 않습니다.

당뇨망막병증은 당뇨의 유병기간이 오래될수록 나빠지는 경향이 있으므로, 당뇨가 오래된 나이가 많은 환자의 경우 당뇨병성 망막병증이 더 심하고, 수술 후의 예후도 좋지 않은 편입니다. 수술 후 시력 저하의 원인은 대개 황반부종 때문이며 이로 인해 수술 후 황반에 국소 레이저 치료를 받거나 혈관생성인자에 대한 항체 주사 치료로 황반부종에 대한 치료를 시행하게 됩니다.

백내장 수술 전에 망막병증으로 인해 망막-유리체 수술을 먼저 받은 경우 역시, 정상인에 비하여 시력 예후가 좋지 않습니다. 거의 대부분 심한 당뇨망막병증과 황반부종으로 인해 시력이 떨어진 상태이기 때문입니다. 또한 망막의 허혈성 변화로 인해 시력 호전이 제한적일 수도 있습니다.

유리체는 안구 속을 채우고 지탱해 주는 역할을 하며, 백내장 수술 시 수정체를 눈 속에서 받쳐 주는 역할을 합니다. 그러나 유리체절제술 시행으로 유리체가 없는 경우 수정체는 유리체의 지지를 받지 못하므로 수술이 어려워지며, 후낭파열 등의 합병증이 생기기 쉽습니다.

그러나 유리체절제술 이후 망막이 안정화되었다면, 백내장 수술 후에 시력이 충분히 호전될 수 있습니다. 백내장과 망막 사이의 유리체가 제거된 상태이므로, 백내장 수술 후에도 망막병증의 진행이 관찰되는 경우가 적으며, 일시적으로 시력 예후가 좋지 않다고 하더라도 많은 경우에 시력 호전을 가져올 수 있습니다.

수술 전후 주의 사항

1. 수술 전 망막검사

백내장 수술 후의 시력은 당뇨망막병증 및 황반부종에 의하여 영향을 받으므로, 수술 전에 망막의 변화를 관찰하여, 당뇨망막병증과 황반부종의 정도를 알아보는 것이 중요합니다. 대개 세극등현미경이나 도상검안경으로 망막을 관찰하여 평가할 수 있으며, 당뇨망막병증 및 황반부종의 정도에 따라 형광안저촬영을 하기도 하며, 망막의 빛간섭단층촬영을 시행하기도 합니다.

백내장 수술 후의 시력 예측에는 레이저를 이용한 검사를 사용하기도 하지만, 당뇨로 인한 황반부종의 경우에는 정확성이 떨어집니다.

2. 수술 전 당뇨 조절

백내장 수술은 수술시간이 짧은 편이며, 눈에 안약을 넣어 마취하거나 눈 뒤쪽에 마취 주사를 하는 국소마취만을 시행하기 때문에, 혈당 조절이 크게 문제가 되지는 않으나, 혈당 조절이 불량한 경우, 상처 치유 능력이 떨어지고 감염에 민감해지므로 어느 정도 혈당이 잘 조절될 때까지 수술을 미루는 것이 바람직합니다.

3. 수술 후 처치

수술 후에는 일반적인 백내장 수술보다 염증반응이 더 많고 섬유소의 발생도 더 자주 생기는 경향이 있어, 안약 중 염증을 줄이는 스테로이드 안약을 더 자주 넣게 됩니다. 또는 스테로이드 약을 복용하거나, 눈 주위에 주사를 하는 경우도 있습니다. 항생제는 큰 차이 없이 사용하게 됩니다.

4. 수술 후 망막검사와 범망막 레이저광응고술

백내장 수술 후에는 경우에 따라 망막병증의 진행이 악화될 수 있으므로, 정기적으로 망막의 변화를 관찰하는 것이 중요합니다. 망막의 혈관 촬영을 통하여 심한 비증식당뇨망막병증이나 증식당뇨망막병증이 관찰되면 범망막 레이저광응고술을 시행하게 됩니다. 수술 전 백내장에 의한 혼탁으로 레이저광응고술을 시행하지 못한 경우에도 수술 후 맑고 투명한 인공수정체를 통하여 레이저광응고술을 시행할 수 있습니다.

백내장 수술 후 레이저 치료의 시기는 수술 시 시행한 절개창의 크기와 방법, 회복 정도에 따라 다르나, 대개 각막 절개창의 상처가 어느 정도 회복된 후에 하는 것이 안전합니다.

백내장과 유리체절제술

1. 유리체절제술 후에 생기는 백내장

유리체절제술 시 사용하는 기구와 관련하여 수정체의 혼탁이 올 수도 있으며, 대부분 유리체절제술 시 사용하는 관류액의 영향으로 수정체의 혼탁이 증가할 수 있습니다. 이와 관련된 백내장을 예방하기 위해 관류액에 포도당을 첨가하여 백내장의 발생을 막거나 경감시킬 수 있습니다.

2. 동시 수술

유리체절제술 후에 백내장의 진행을 고려할 때 동시 수술을 시행할 수 있습니다.

또한 증식당뇨망막병증이 심하여 레이저광응고술만으로는 증식 혈관이 위축되지 않을 것이 염려되는 경우라면, 백내장 수술과 함께 유리체절제술을 시행한 후 눈 속 레이저광응고술을 시행하는 것이 더 효과적일 수도 있습니다. 동시 수술의 경우에 유리체절제술 중 시야가 깨끗하고, 수술시간과 경비가 절감되며, 조속한 시력 재활이 가능하다는 장점이 있습니다.

3. 유리체절제술 후의 백내장 수술

유리체절제술 후의 백내장 수술은 통상적인 백내장 수술과 근본적으로 동일하나 몇 가지 다른 점이 있습니다. 유리체가 없는 눈에서는 유리체가 수정체를 지지해 줄 수 없으므로 수술 중 섬모체소대나 후낭 파열의 위험이 높으며, 수정체 핵이 유리체 내로 떨어지는 경우가 종종 있습니다. 대개는 이러한 이유로 낮은 관류압을 이용하여 수술을 진행하게 됩니다.

당뇨병이나 기존의 수술로 각막내피세포가 이미 손상되어 있는 경우도 많으므로 당뇨병이 없는 환자에 비하여 수술 후 각막부종이 오래 지속되기도 합니다. 또한 당뇨병 눈에서는 백내장 수술 후 염증 발생 정도가 높으므로, 안약을 더 자주 오래 사용하기도 하며, 후낭혼탁의 발생도 증가할 수 있습니다.

당뇨 환자에서 백내장 수술의 합병증

● 당뇨 환자의 백내장 수술 후에는 일반적인 백내장 수술 후에 생기는 합병증과 비교하여 합병증의 빈도가 높은 편입니다.

망막 환자는 혈관의 투과성이 높아져 있으므로, 백내장 수술로 인하여 홍채나 망막 혈관의 투과성이 증가되며, 이로 인하여 홍채의 섬유소 생성, 홍채 유착, 황반부종, 전방 염증, 황반부종 등이 생기게 됩니다.

1. 낭포황반부종

일반적인 백내장 수술 후 약 2%의 확률로 생기나, 혈관의 투과성이 높아진 당뇨 환자의 경우 망막의 혈관 투과성이 항진되어 있어 그 빈도가 증가하게 됩니다.

2. 홍채 신생 혈관

증식당뇨망막병증이 있는 눈에서는, 망막의 허혈 부위에서 혈관생성인자가 생성되면서 망막의 신생 혈관을 발현시키게 됩니다. 망막 및 유리체에만 국한되어 있던 이런 인자들이 백내장 수술 후 안구의 전방 쪽으로 퍼지면서 홍채에도 신생 혈관을 만들게 됩니다. 이런 경우 신생 혈관이 방수의 흐름을 막아 신생혈관성녹내장이 생길 수 있습니다. 이때, 혈관생성인자 항체 주사나 범망막광응고술을 시행하여 신생 혈관을 위축시키고 안압 상승을 예방하여 녹내장으로의 진행을 막아야 합니다.

3. 홍채 후 유착 및 동공 차단

홍채 혈관의 투과성이 증가되어 홍채 주변에 섬유소가 생기거나, 홍채 주변의 신생혈관성 변화 등으로 인해 인공수정체와 홍채의 동공 사이에 유착이 생길 수 있습니다. 이런 유착이 360도에서 일어나면, 동공 앞뒤로 흐르는 방수의 흐름이 차단되어 급격한 안압 상승을 일으킬 수 있습니다.

4. 후낭혼탁(후발백내장)

당뇨병이 있는 경우, 경우에 따라 조금씩 다르지만 후낭혼탁 또는 후발백내장이

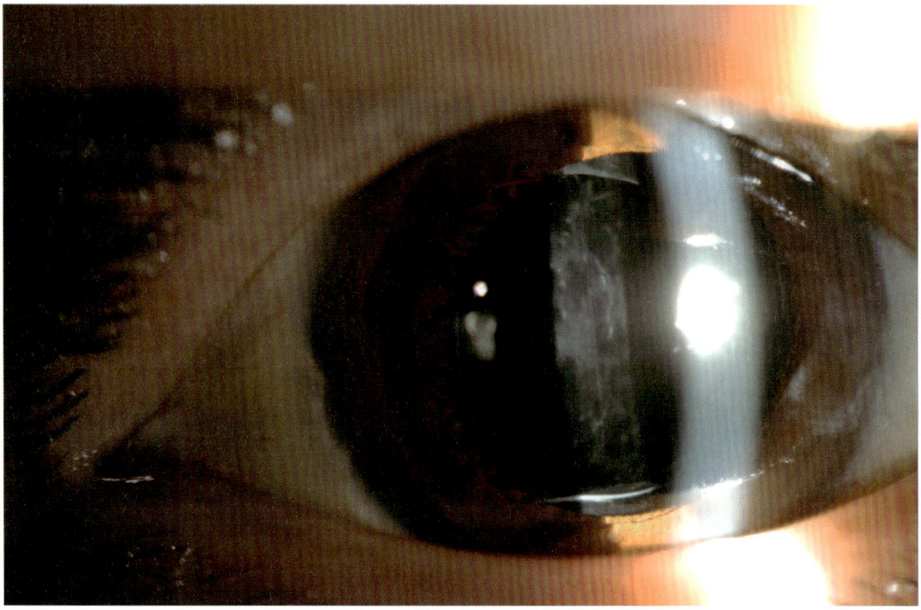

그림 3 후낭혼탁(후발백내장)

잘 생길 수 있습니다(그림 3). 이런 경우 레이저 치료로 후낭혼탁을 제거할 수 있습니다.

5. 안내염

백내장 수술 후 눈 안에 발생하는 세균 감염을 안내염이라고 합니다. 당뇨가 있는 경우, 특히 당 조절이 좋지 않은 경우 세균에 대한 면역력이 저하되어 안내염이 증가되는 것으로 생각할 수 있습니다. 당뇨의 유무와 상관없이 치료방법은 동일하여, 항생제 안약 사용, 항생제의 안구 내 주사, 유리체절제술 등으로 치료하며, 시력 예후는 좋지 않은 편입니다.

의학칼럼 11

미숙아의 눈 건강

임신은 부부에게 큰 축복입니다. 곧 예쁜 아기가 태어나기 때문이죠. 마지막 월경이 시작한 날로부터 임신 주수를 계산하는데, 무려 40주가 지나야 아기가 태어납니다. 보통 임신 8개월쯤에 두 부부는 배냇저고리, 속싸개, 겉싸개, 기저귀, 우유병 등을 구입하며 출산을 준비합니다. 그런데 간혹 예상보다 너무 일찍 태어나기도 합니다. 아기 얼굴을 빨리 보는 건 좋지만 괜찮을까요?

임신 주수 37주 이전의 분만을 조산이라고 합니다. 그리고 이때 태어난 아기를 미숙아라고 하죠. 아주 이른 주수에 조산한 미숙아는 중한 질병이 생길 가능성이 높습니다. 각종 신체 장기가 미성숙한 채 태어나기 때문이죠. 다행히 발전된 의료기술에 힘입어 임신 주수 29주 이후에 태어난 미숙아의 90% 이상이 생존하는 것으로 알려져 있습니다. 그렇지만 임신 주수 23주에서 24주에 태어난 경우는 25%, 25주에서 26주에 태어난 경우는 60%, 그리고 27주에서 28주에 태어난 경우는 75%가 생존한다고 합니다. 그런데 이 중에는 힘들게 생명을 얻었지만 안타깝게도 미숙아망막병증 때문에 시력을 잃어버린 경우도 있습니다.

망막의 혈관은 임신 4개월경부터 태아의 시신경유두부위에서 시작하여 차차 주변부로 성장하며, 완전한 혈관 성장은 만삭으로 출생할 때쯤이 되어야 이루어집니다. 따라서 미숙아로 태어나면 망막의 혈관은 완전히 자라 있지 않은 상태입니다. 이 상태에서 아직 완전히 규명되지 않은 어떠한 원인으로 망막 혈관의 성장이 멈추어 버리면 혈관이 자라 있지 않은 주변부 망막은 산소가 부족한 허혈상태에 빠지게 됩니다. 허혈상태의 망막에서는 혈관이 계속 성장하도록 여러 물질들을 만들어 분비하는데, 이것이 과도한 경우에 비정상적으로 혈관이 증식하게 됩니다. 이것을 미숙아망막병증이라고 하며, 진행하여 악화되는 경우에 눈 속 출혈, 망막박리 등을 일으켜 실명을 야기할 수 있습니다.

전체적으로 대략 20-30% 정도의 비율로 미숙아망막병증이 발생하며 대부분 저절로 퇴행하여 좋아지고 6% 정도만이 치료가 필요한 심한 망막병증으로 진행합니다. 조기에 발견하여 적절히 치료하면 시력 소실을 예방할 수 있기 때문에 발생 위험 요인이 있는 미숙아에게 적절한 선별 검사를 실시하는 것이 매우 중요합니다.

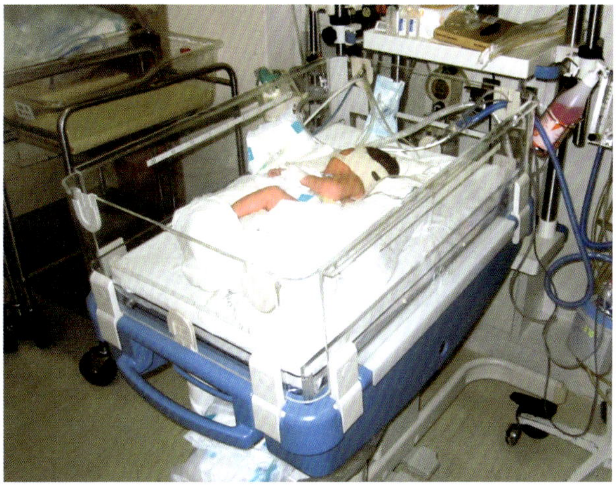

그림 1 신생아 중환자실 인큐베이터에 누워 있는 미숙아

임신 주수가 32주 미만이거나 출생체중이 1,500g 미만인 경우, 또는 출생체중이 1,500g 이상 2,000g 미만이라 하더라고 불안정한 임상 경과를 보이는 경우가 선별 검사의 대상입니다. 신생아 중환자실에서 입원 치료를 받는 동안에 임신 주수가 31주가 되고 출생 후 적어도 4주가 지났을 때 안과에 검사가 의뢰됩니다. 검사 결과 미숙아망막병증이 없다고 하더라. 망막 혈관이 다 자랄 때까지 정기적으로 검사를 하게 되며, 미숙아망막병증이 있더라도 치료를 시작할 정도가 아니라면 정기적으로 검사만 하게 됩니다. 전신 상태가 좋아지면 퇴원한 뒤 안과 외래 진료실에서 검사를 하는 경우도 있습니다.

미국의 대규모 연구의 결과를 토대로 치료가 필요한 심한 미숙아망막병증의 기준을 정하였습니다. 치료가 필요하다고 판단되면 보통 레이저광응고술을 시행하게 됩니다. 레이저를 이용하여 혈관이 자라지 못한 망막의 주변부를 파괴시킴으로써 미숙아망막병증의 진행을 막고, 망막 중심부를 보존하여 향후 시력이 발달될 수 있도록 해 주게 됩니다. 최근에는 과도한 혈관 증식을 조절하기 위해 혈관 성장을 억제하는 항체를 눈 속에 주사하여 호전을 보였다는 보고들이 있으나 아직 널리 사용되는 방법은 아닙니다. 적절한 시기에 치료를 받지 못했거나, 치료를 받았더라도 계속 진행하는 경우에 망막박리가 발생할 수 있으며 이때는 공막두르기, 유리체절제술 등의 수술을 시행하기도 합니다.

망막박리 없이 호전된 경우에 시력 예후는 양호한 편입니다. 하지만 미숙아망막병증이 발생하였던 눈은 사시나 근시, 난시 등이 잘 발생하기 때문에 정기적인 안과 검사가 필요합니다. 망막박리로 수술을 받아야 했던 경우는 예후가 좋지 않습니다. 성공적으로 망막을 유착시키는 해부학적 성공률은 절반 정도이며, 이 중에서도 0.1 이상 정도의 유용한 시력을 획득할 가능성도 절반 정도에 불과합니다. 의료기술이 더욱 발전되어 더 좋은 치료방법이 나오기를 기대해 봅니다.

의학칼럼 12

눈에도 포도가 있다?(포도막염)

눈알은 세 겹의 껍질(막)로 둘러싸여 있습니다. 바깥 껍질은 각막(검은자위 앞의 투명한 막)과 공막(흰자위)이고, 속 껍질은 망막(카메라 필름 역할을 하는 신경막)입니다. 그리고 그 중간 껍질은 홍채, 모양체, 맥락막으로 구성된 포도막입니다. 포도막은 혈관과 색소가 풍부한데, 포도 껍질처럼 보인다고 하여 이름이 지어졌다고 합니다.

빛조리개 역할을 하는 홍채는 누구나 쉽게 관찰할 수 있습니다. 눈동자의 색깔이 홍채의 색깔입니다. 아시아 인종은 대부분 갈색이지만, 서양인의 경우 푸른색 또는 녹색인 경우도 있습니다. 홍채의 가운데 부위에 검은색의 구멍(동공)이 보이는데, 빛 밝기 등에 따라 크기가 변함으로써 통과하는 빛의 양을 조절합니다. 홍채 뒤로 모양체가 있는데, 모양체는 수정체의 두께를 조절하는 역할을 합니다. 모양체 뒤로 맥락막이 연결되어 있습니다.

맥락막은 망막에 산소와 영양분을 공급하는 역할을 하고 있습니다.

포도막에 염증이 생기면 포도막염이라고 합니다. 포도막염은 종류도 다양하고 원인도 다양합니다. 홍채에만 염증이 있다면 홍채염이라고 하며, 홍채와 모양체에 염증이 있다면 홍채모양체염이라고 합니다. 맥락막의 염증은 이웃한 망막에도 염증이 동반되는 경우가 많아서 맥락망막염이라고 합니다. 홍채와 모양체는 눈의 앞부분에 있으므로 이곳의 염증을 앞포도막염으로 부르고, 맥락막은 눈의 뒷부분에 있으므로 맥락망막염은 뒤포도막염이라고 나누어 부르기도 합니다. 또한, 모든 곳에 염증이 생기면 전체포도막염이라고 합니다. 이 중에서 가장 흔한 형태인 앞포도막염에 대해서만 더 설명드리겠습니다.

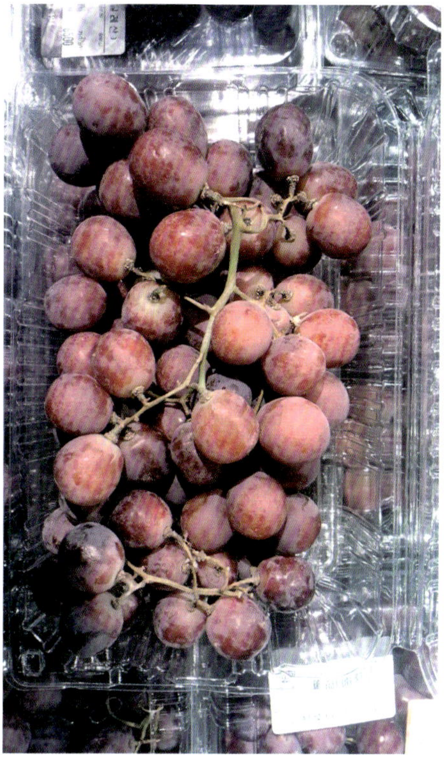

그림 1 '포도막'은 눈의 여러 가지 구조 중 우리가 밖에서도 볼 수 있는 홍채, 밖에서는 보이지 않는 눈 안쪽에 위치한 모양체, 맥락막을 합쳐서 부르는 말이다

앞포도막염이 발생하면 눈이 빨갛게 충혈되고, 눈부심이나 눈물흘림 등의 증상이 생깁니다. 또한, 심한 시력 저하는 없으나 시야가 평소보다 흐릿하게 보이게 됩니다. 원인은 다양합니다. 바이러스, 세균, 곰팡이, 기생충 등에 감염이 되어 발생할 수도 있지만 (외상이나 수술을 제외하고는) 대부분 자가면역으로 인해 발생합니다. 자가면역이란 제 몸 안에 자기 자신의 단백질에 대한 항체가 생겨 항원항체 반응이 일어나는 현상을 말합니다(자가

면역이 왜 생겼는지는 아직 잘 모릅니다). 앞포도막염은 강직척추염, 류마티스관절염, 염증성 장 질환 등의 전신 자가면역질환에 동반되는 경우도 있어서 필요하다고 판단되면 혈액검사, 방사선검사 등을 권하고 있습니다. 자가면역으로 발생한 앞포도막염은 대부분 스테로이드 안약으로 치료하는데, 안약으로 호전이 안 되면 먹는 스테로이드나 면역억제제를 추가하여 사용하기도 합니다.

치료를 받고 염증이 조절되면 충혈이나 뿌옇게 보이는 증상도 좋아집니다. 그렇지만 증상이 조금 호전되었다고 치료를 맘대로 중단하면 절대 안 됩니다. 호전되는 정도에 따라 안약 넣는 횟수를 줄여 가면서 치료를 해야 합니다. 또한 재발이 흔하기 때문에 증상이 다시 생기면 안과에 일찍 방문하여 치료를 받아야 합니다. 치료를 받아도 포도막염이 잘 조절되지 않거나 치료를 제때 받지 못하면 백내장이나 녹내장, 드물게는 안구위축 등이 발생하기도 합니다.

chapter 7

원치 않는 손님들

당뇨 환자들의 적, 녹내장

일곱 번째 이야기

원치 않는 손님들

– 당뇨 환자들의 적, 녹내장

녹내장은 어떤 병인가요?

● 녹내장(glaucoma)은 높은 안압으로 인해 망막신경섬유층과 시신경이 손상되어 시야가 점점 좁아지는 병으로서 실명의 흔한 원인입니다.

신경은 한 번 손상되면 회복되지 않기 때문에 녹내장은 조기 발견과 적절한 치료가 매우 중요한 병입니다.

안압이 무엇인가요?

● 안압(intraocular pressure)은 눈 속의 압력을 말합니다. 눈을 감은 채 손가락으로 윗눈꺼풀을 눌러 보면, 고무공을 누르는

것처럼 말랑말랑한 느낌이 듭니다. 말랑말랑한 정도가 눈의 압력입니다.

눈의 앞부분은 "방수"라는 투명하고 맑은 물로 채워져 있습니다. 방수는 눈 속에서 계속해서 만들어지고, 눈 밖으로 일정하게 빠져나갑니다. 방수가 만들어지는 양과 빠져나가는 양에 따라서 안압이 결정됩니다.

일반적으로 21mmHg보다 높을 때 "안압이 정상 범위보다 높다"고 합니다. 안압이 정상 범위보다 높으면 녹내장에 걸릴 가능성이 높아집니다.

안압이 높으면 모두 녹내장에 걸리나요?

● 그렇지 않습니다. 안압이 21mmHg보다 높다고 해서 항상 녹내장이 생기는 것은 아닙니다. 반대로 안압이 21mmHg보다 낮더라도 녹내장이 생길 수 있습니다.

사람마다 취약한 정도가 달라서 어떤 사람은 높은 안압에도 잘 견디고, 어떤 사람은 낮은 안압에도 신경섬유가 손상받기도 합니다. 다시 말해, 녹내장을 일으키는 절대적인 안압 수치는 없습니다.

다만, 높은 안압은 녹내장 발병과 관련이 있는 여러 위험 요인들 중에서 가장 확실하게 밝혀진 요인으로, 녹내장 치료의 핵심은 우선 안압을 조절하는 것입니다.

망막신경섬유층과 시신경은 무엇인가요?

● 눈 속으로 들어간 수많은 시각정보들

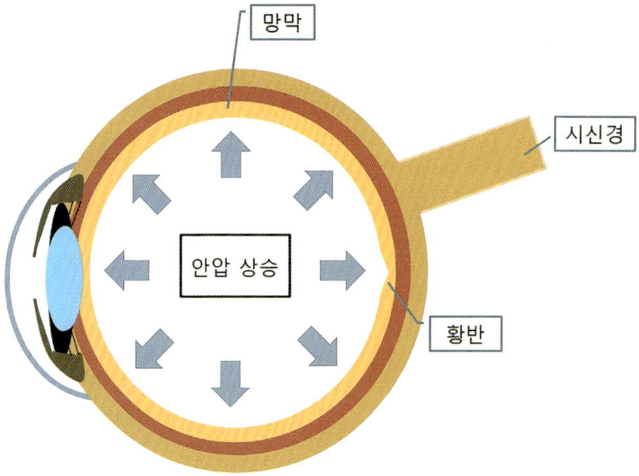

그림 1 안구의 모식도

(사람, 사물, 풍경 등)은 각각 망막의 시세포를 자극하고, 신호는 각각 수많은 망막신경절세포로 보내집니다.

각각의 망막신경절세포는 하나의 신경섬유(축삭)를 통해서 뇌로 신호를 전달합니다. 신경섬유는 신호를 전달하는 일종의 전기선이라고 생각하면 됩니다. 이 신경섬유들은 망막에서는 망막신경섬유층을 이루고, 다시 시신경을 이루어서 뇌로 들어가게 됩니다. 망막신경섬유층과 시신경은 위치만 다를 뿐 하나로 연결된 신경섬유들입니다.

상대적으로 높은 안압이 장기간 지속되면 시신경유두(망막신경섬유층이 시신경으로 연결되는 곳으로서 안저검사에서 관찰된다) 부위에서 신경섬유들이 눌려서 한 가닥 한 가닥 죽게 됩니다. 이때에 압력에 의한 기계적 손상과 허혈성 손상이 관여하는 것으로 생각되고 있습니다. 망막신경절세포와 신경섬유는 한 몸입니다. 이들이 하나하나 죽게 되면, 이들이 담당하던 부위의 시야가 보이지 않게 되는 것입니다(그림 1).

망막신경섬유층과 시신경이 손상되었다는 것은 이들을 이루는 망막신경섬유들이 손상되었다는 것을 의미합니다.

안압이 잠깐만 올라도 신경이 손상되나요?

● 그렇지 않습니다. 잠깐 안압이 올랐다고 해서 신경이 바로 손상되는 것은 아닙니다.

안압이 아주 많이 상승되는 급성녹내장의 경우에는 신경 손상이 빠르게 진행되어 며칠 만에도 완전히 실명할 수 있습니다.

그렇지만, 대부분의 녹내장 환자들은 높은 안압에 장기간 노출되어 시신경이 손상되는 것입니다. 안압이 높은 정도에 따라 다르지만 대개는 수년에 걸쳐 서서히 신경 손상이 진행됩니다.

눈을 세게 눌러도 안압이 상승합니다. 일시적으로 상승된 안압 때문에 시신경이 손상되는 일은 드뭅니다. 그렇지만 눈을 세게 누르면 눈 피로감이 회복된다고 눈을 자주 오랫동안 세게 누르는 분도 있습니다. 이런 분들 중에서 녹내장에서 보이는 시신경 손상이 관찰되는 경우도 있었습니다. 눈은 가급적 만지거나 누르지 말아야 합니다.

녹내장에 걸리면 어떤 증상이 생기나요?

● 증상은 크게 두 가지로 나눌 수 있습니다.

1. 안압 상승으로 인한 증상

안압이 많이 상승하게 되면 뿌옇고 흐리게 보이며 눈이 부시기도 합니다. 투명해야 하는 각막에 부종이 생겨서 불투명하게 되었기 때문입니다. 이때 눈 흰자위에 충혈이 관찰되기도 합니다.

안압이 아주 많이 상승하게 되면 눈이 빵빵해져서 눈에 통증이 생깁니다. 이때 두통이 같이 생기거나 구토를 하기도 합니다. 두통은 오른 눈이 아프면 오른쪽 머리, 왼 눈이 아프면 왼쪽 머리에 생깁니다.

그렇지만 안압이 많이 높지 않은 경우에는 증상이 없습니다. 대부분의 녹내장 환자들이 그러합니다. 아무런 증상 없이 서서히 상대적으로 높은 안압에 신경섬유들이 눌려서 죽어 갑니다.

2. 시신경 손상에 의한 증상

신경섬유들이 손상되면 이들이 담당하던 시야가 흐릿하고 어둡게 보이게 됩니다. 주로 주변 시야가 먼저 손상되고, 진행되면서 점점 시야가 좁아집니다. 그렇지만 신경섬유는 무수히 많기 때문에 30–50% 이상 손상되어야 시야검사에서 확인된다고 합니다.

병원에서 시행하는 시야검사에서 이상 소견이 관찰되더라도 초기에는 대부분의 환자들이 이를 증상으로 느끼지 못합니다.

환자들이 시야가 좁다는 것을 증상으로 느낄 때는 이미 녹내장이 상당히 진행된 경우입니다.

신경은 한 번 손상되면 회복되지 않기 때문에 녹내장을 조기에 발견하는 것이 매우 중요합니다. 일찍 발견해서 적절히 치료한다면 영원히 녹내장 증상을 느끼지 못할 수 있습니다.

당뇨병이 있으면 녹내장에 더 잘 걸리나요?

● 네, 그렇습니다. 당뇨가 있으면 녹내장성 손상에 더욱 민감한 것으로 생각됩니다. 당뇨는 작은 혈관에 손상을 일으키는데, 이로 인해 높은 안압에 시신경이 더 취약해진다고 합니다.

당뇨망막병증 때문에 녹내장도 생기나요?

● 당뇨망막병증으로 인해 신생혈관녹내장이 생기기도 합니다(그림 2).

망막에는 작은 혈관들이 많이 있는데, 심한 당뇨망막병증에서는 이 혈관들이 점점 막혀서 혈액 공급이 원활하지 못하게 됩니다. 피가 모자라는 허혈상태에 빠진 망막세포들은 살아나기 위해 구조 신호를 보냅니다.

허혈상태의 망막세포들은 "혈관내피성장인자"를 만들어 냅니다. 혈관내피성장인자는 원래 있던 혈관에서 새로운 혈관이 뻗어 나와서 자라도록 합니다.

망막 혈관에서 새롭게 혈관이 뻗어 나와서 자라는 것을 망막 신생 혈관이라고 하며, 이때를 증식당뇨망막병증 단계라고 합니다.

혈관내피성장인자의 양이 많으면 눈 앞쪽으로 스며 나와서 홍채의 혈관으로부터 새로운 혈관이 자라도록 합니다. 홍채에 생긴 신생 혈관이 방수가 나가는 출구인 전방각을 막게 되면 안압이 상승합니다. 방수는 계속 만들어지는데 눈 밖으로 나갈 길은 막혔기 때문입니다.

홍채에 신생 혈관이 생겨서 눈의 압력이 오르고 이로 인해 시신경 손상이 생기게

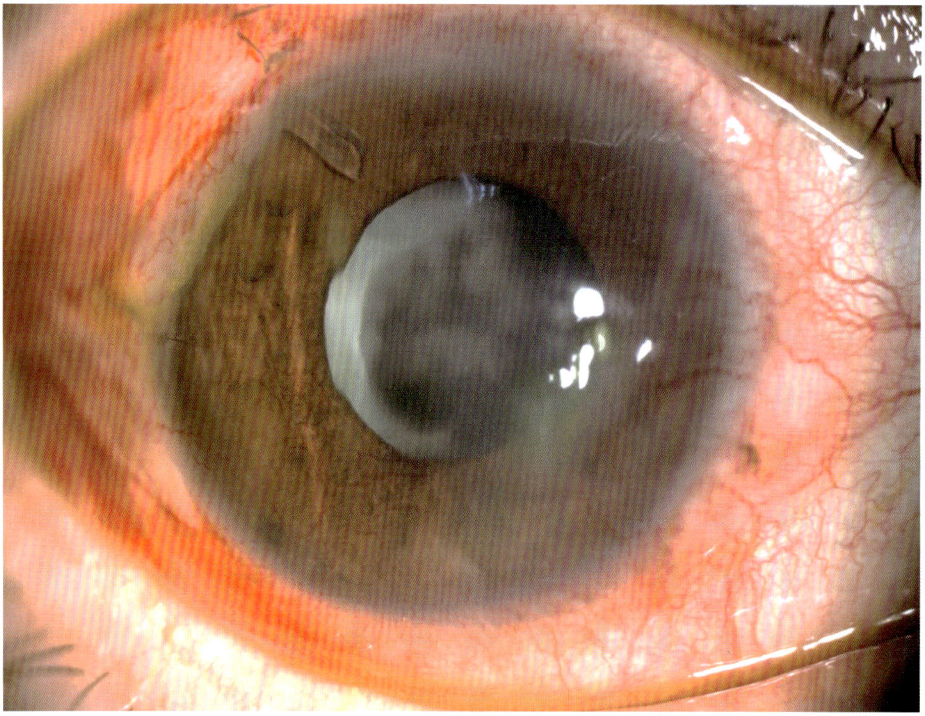

그림 2 당뇨망막병증으로 신생혈관녹내장이 생겨 수술 받은 후 모습. 왼쪽 위에 보이는 튜브로 방수가 빠져나간다

되면, 이를 신생혈관녹내장이라고 합니다.

신생혈관녹내장은 당뇨망막병증 외에도 망막중심정맥폐쇄, 목동맥폐쇄 등 다른 허혈성 망막질환들에서도 생길 수 있습니다.

신생혈관녹내장으로 보통 안압이 많이 상승하기 때문에 안압 상승으로 인한 시력 저하, 눈 통증, 충혈 등의 증상이 많이 나타납니다.

녹내장에 걸렸는지는 어떻게 알 수 있나요?

● 많이 진행된 말기 녹내장이나 안압이 급격히 상승하는 급성 녹내장을 제외하고, 대부분의 녹내장은 특별한 증상이 없습니다. 따라서 녹내장에 걸렸는지는 증상만으로 알 수 없습니다.

40세부터는 2년마다 녹내장을 검사받길 권합니다. 부모님이나 형제자매 중에 녹내장 환자가 있거나 고도근시인 경우는 20-30대에도 검사를 받는 게 좋습니다.

비교적 간단한 선별 검사를 받아 보면 녹내장이 의심되는 소견이 있는지를 알 수 있습니다.

안압 측정과 안저검사(눈 속 검사)

● 개인 안과 의원에서 모두 가능한 검사이며 보통 종합건강검진에 포함되는 검사입니다. 그렇지만 국민건강보험공단에서 실시하는 일반건강검진에는 포함되지 않습니다.

안압은 기계 앞에 얼굴을 대면 자동으로 측정됩니다. 눈을 크게 뜬 채 바람을 맞으면 되는데, 1초면 한 눈 측정이 완료됩니다. 눈 표면을 안약 한 방울로 마취시킨 뒤 안압계를 접촉해서 측정하는 방법도 있습니다.

종합건강검진에서는 안저검사를 위해 무산동 안저 카메라를 이용하여 사진을 촬영합니다. 안압 측정과 마찬가지로, 기계 앞에 얼굴을 대면 1초면 한 눈이 촬영됩니다. 녹내장이 진행하면 시신경유두의 모양이 달라지는데, 안저 사진으로 이를 확인하여 녹내장 의심 여부를 판단합니다.

안저검사는 동공(눈알의 한가운데에 홍채로 둘러싸여 있는 동그랗고 검게 보이는 부분)을 확대(산동)시킨 뒤 시행하기도 하는데, 이는 안과에 방문하여 검사받을 수 있습니다.

안압이 21mmHg보다 높거나 안저검사에서 시신경유두 모양이 비정상이면 정밀 검사를 권유받게 됩니다.

건강검진에서 녹내장이 의심된다고 하는데 어떻게 해야 하나요?

● 녹내장이 의심된다면 안과에 방문하여 여러 가지 정밀 검사를 받아야 합니다(그림 3, 4).

정밀 검사는 크게 두 가지로 나누어 볼 수 있습니다.

1. 망막신경섬유층 등 신경손상평가

이미 선별 검사에서 안저 사진 또는 안저검사로 시신경유두 모양이 비정상인 것을 확인하였습니다. 또는 선별 검사에서 안압만 높게 측정되었던 경우에는 안저 사진 촬영 또는 안저검사를 통해 다시 시신경유두 모양을 확인하게 됩니다.

시야 결손이 있는지 확인하기 위해 시야검사를 받습니다. 시야검사는 양 눈 모두 받는 데 20–30분 정도가 소요됩니다. 시야검사는 주관적인 검사이기 때문에 환자가 잘 협조해 주어야 정확한 결과가 나오게 됩니다. 시야검사를 받기 전에 교육을 잘 받는 게 매우 중요합니다. 검사결과지에는 얼마나 믿을 만한지를 수치로 보여 줍니다.

시야 결손이 있다고 해서 모두 녹내장은 아닙니다. 녹내장 환자의 시야 결손은 특징적인 양상을 띠게 됩니다(그림 4). 그렇지 않다면 다른 질환을 의심해 볼 수 있습니다(그림 5).

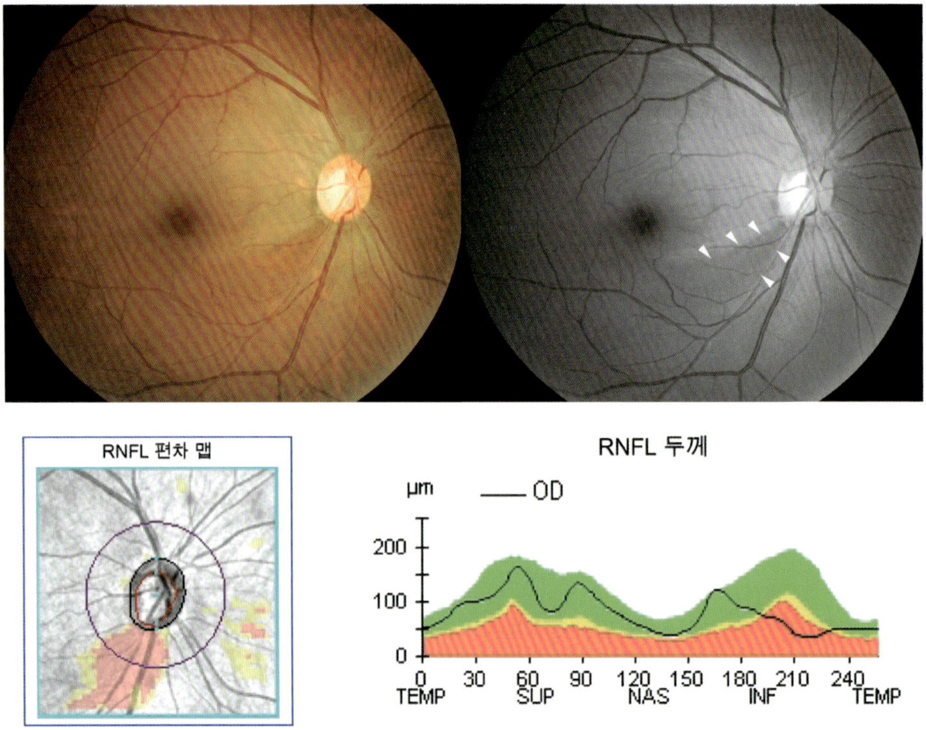

그림 3 녹내장환자의 안저 사진(위 좌측 그림), 망막신경섬유층 사진(위 우측 그림), 빛간섭단층촬영 사진(아래 그림)

망막신경섬유층 사진 촬영으로 망막신경섬유층이 손상되었는지 관찰하게 됩니다. 망막신경섬유층 사진은 일종의 흑백사진으로, 이를 안과 의사가 면밀히 관찰하고 해석합니다. 안저 사진 촬영과 같은 방법으로 찍는데, 기계 앞에 얼굴을 대면 1초면 한 눈이 촬영됩니다.

빛간섭단층촬영(OCT)검사는 망막신경섬유층의 두께를 마이크로미터 단위로 측정해서 결과를 여러 가지 방식으로 보여 줍니다.

망막신경섬유층의 손상 위치와 시야 결손의 위치는 대개 일치합니다. 그렇지만 망

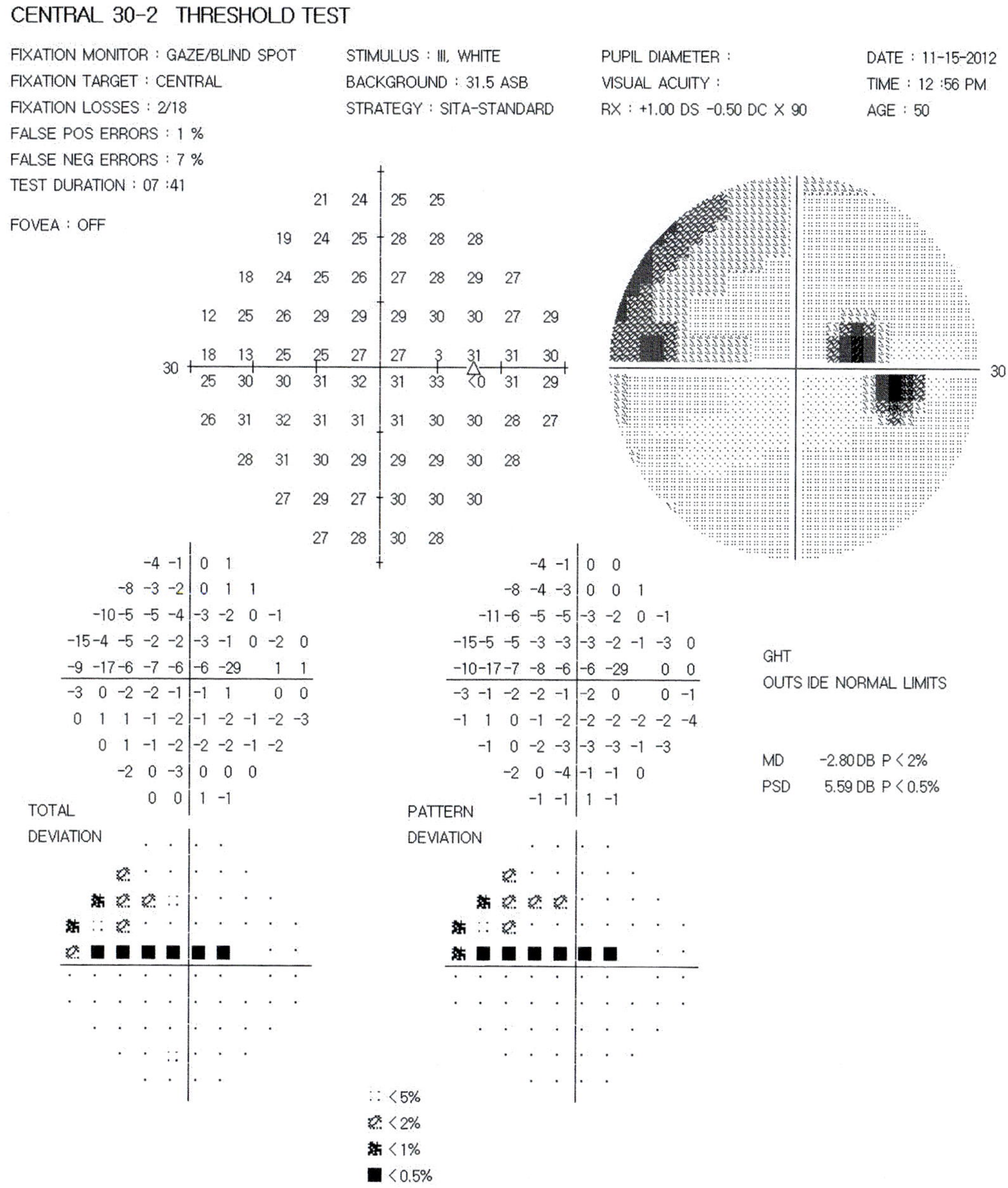

그림 4 그림 3 환자의 시야검사 결과지

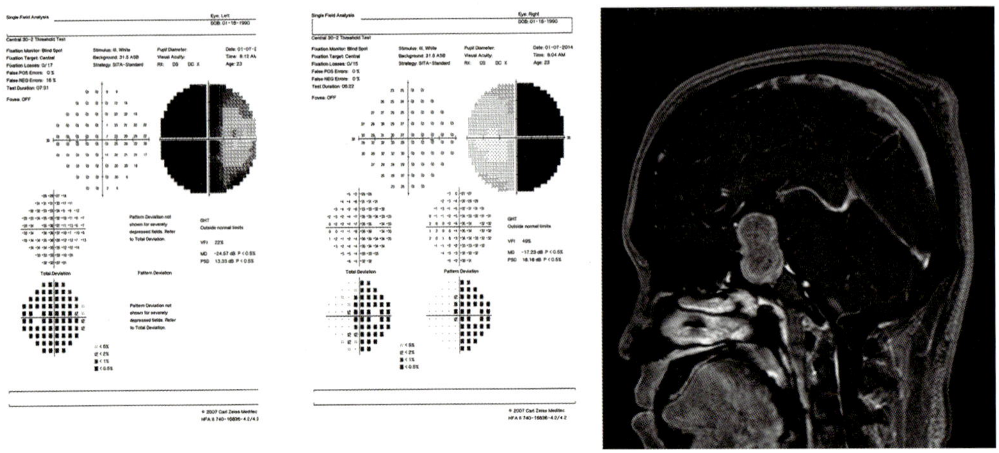

그림 5 뇌종양으로 인해 시야의 장애가 발생한 경우

막신경섬유층의 손상은 관찰되지만 시야검사는 정상인 경우도 있습니다. 이런 경우를 시야장애전(前)녹내장(preperimetric glaucoma)이라고도 합니다.

그 밖에도 신경 손상을 평가하는 여러 가지 검사들이 있습니다. 정밀 검사의 종류는 병원마다 조금씩 다르고, 사용하는 장비도 조금씩 다릅니다.

2. 안압을 올리는 원인 찾기

안압이 정상 범위보다 높다면 원인을 찾게 됩니다.

세극등현미경을 통해서 눈의 앞부분을 들여다봅니다. 눈 속에 염증은 없는지, 방수가 나가는 길(전방각)이 막히지는 않았는지 등을 확인합니다.

각막의 두께가 안압 측정에 영향을 미치기 때문에 각막 두께를 측정하기도 합니다.

스테로이드 안약을 사용하는 경우에 안압이 오르는 경우도 있으므로, 이런 안약을 사용하는지도 확인합니다.

그렇지만 대부분 안압이 오른 이유를 못 찾는 경우가 많습니다.

녹내장검사가 너무 많아요. 딱 보면 녹내장인지 모르나요?

● 딱 보면 녹내장인 경우도 있고, 딱 보면 녹내장이 아닌 경우도 있습니다. 그렇지만 애매한 경우가 더 흔합니다.

시신경유두 모양이 비정상이라고 해서 모두 병이 있는 건 아닙니다. 시신경유두의 모양이 남다르게 생겼지만 정상인 경우도 많습니다. 또한 녹내장이 아닌 다른 병에서도 시신경유두에 변화가 생길 수 있습니다. 그렇기 때문에 여러 가지 검사를 시행하고 이를 종합적으로 분석하여 녹내장인지 판단하게 됩니다.

녹내장을 진단하기 위해서 항상 정밀 검사를 해야 하는 것은 아닙니다. 안압이 확실히 높고(예: 28mmHg) 시신경유두의 모양이 확연히 녹내장성 변화를 보인다면 선별 검사만으로도 녹내장을 진단할 수 있습니다. 그렇더라도 추가적인 정밀 검사를 받는 게 좋습니다. 치료가 적절하게 이루어지고 있는지, 악화되지는 않았는지를 비교 평가하는 데 도움이 되기 때문입니다.

녹내장이 의심되지만 정밀 검사에서 다행히 녹내장으로 진단되지 않은 경우에는 녹내장의증(glaucoma suspect)이라는 진단을 붙이게 됩니다. 이런 경우에는 녹내장으로 진행하는지 정기적으로 검사받는 게 좋습니다.

녹내장은 치료가 가능한가요?

● 녹내장으로 나빠진 시력은 회복이 되지 않습니다.

최대한 더 나빠지는 것을 막는 것이 치료의 목적입니다.

따라서 녹내장은 조기에 발견하는 게 아주 중요합니다.

녹내장은 어떻게 치료하나요?

● 안압을 조절하는 것이 치료의 핵심입니다.

안압은 주로 안약을 눈에 넣으면서 조절합니다. 여러 종류의 녹내장 안약이 있으며, 필요하다면 2–3개의 안약을 같이 사용하기도 합니다.

안약은 넣는 시간이 정해져 있습니다. 자기 전에 한 번 넣는 안약, 아침저녁으로 하루 두 번 넣는 안약, 아침에 한 번 넣는 안약 등 안약마다 다르니 복약지도를 잘 받아서 숙지해야 합니다. 두 가지 안약을 같이 넣을 때에는 5–10분 정도 간격을 두고 넣어야 합니다. 두 방울을 넣는다고 더 효과가 있는 것이 아니므로 정확히 한 방울만 넣으면 됩니다.

정기적으로 안압이 잘 조절되고 있는지 검사해야 합니다. 또한 시야검사와 시신경 정밀 검사를 정기적으로 받아서 나빠지고 있는 것은 아닌지도 확인해야 합니다.

녹내장 수술은 언제 하나요?

● 안약으로 안압이 조절되지 않을 때 수술을 고려하게 됩니다(그림 6).

방수는 눈 안에서 만들어지고 눈 밖으로 빠져나가는데, 빠져나가는 길을 새롭게

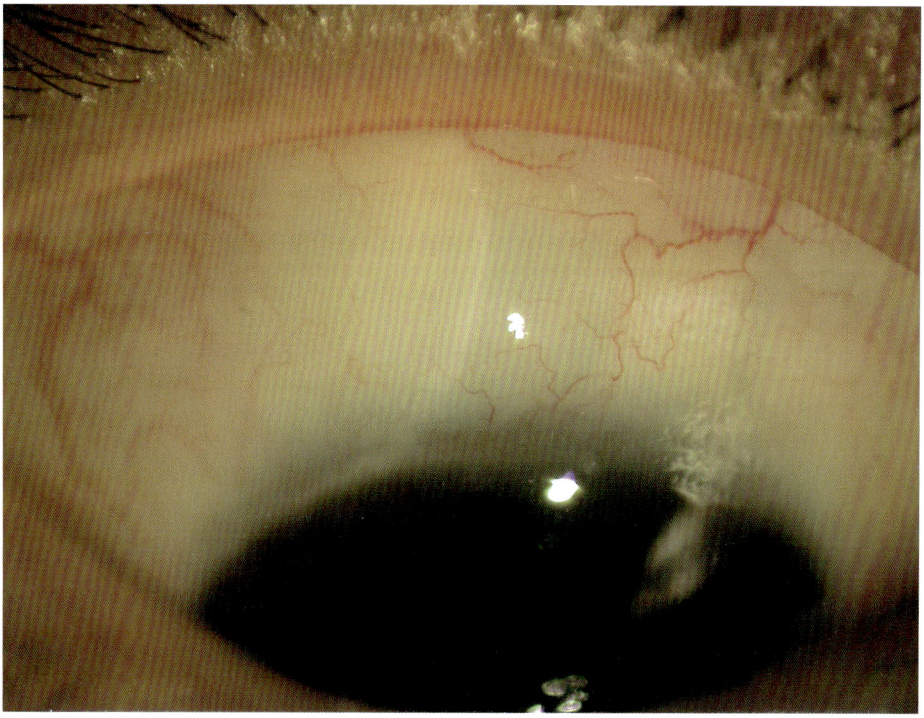

그림 6 녹내장 수술을 받은 후 흰자위에 불룩하게 솟아오른 여과포를 볼 수 있다

만들어 주는 것이 수술입니다. 눈 속에 칼집을 내서 터널을 만들어 주거나 임플란트 튜브(관, tube)를 넣어서 방수가 빠져나가는 길을 만들어 주게 됩니다.

수술은 보통 국소마취로 수술방에서 이뤄집니다. 수술방법에 따라 소요되는 시간은 다르지만 보통 1–2시간이 걸립니다.

녹내장 수술을 받으면 안약은 안 넣어도 되나요?

● 수술 후에 안압이 잘 조절된다면 안약을 넣지 않기도 합니다.

그렇지만 필요한 경우에는 안약을 사용하는 경우도 있습니다. 또한 수술 후에도 정기적인 진료를 받아서 안압이 잘 조절되는지, 시신경은 나빠지지 않는지 확인해야 합니다.

레이저로 치료할 수는 없나요?

● 급성폐쇄각녹내장의 경우에는 보통 레이저 치료(레이저홍채절개술)를 시행합니다(그림 7). 안압이 매우 상승한 급성기에는 녹내장 안약, 주사 등으로 안압을 떨어뜨려서 급한 불을 먼저 끈 뒤에 레이저 치료를 하게 되는데, 시술은 비교적 간단합니다. 눈에 마취 안약을 한두 방울 넣은 뒤에 외래 진료를 시행하며 보통 10분 이내에 끝납니다. 홍채에 작은 구멍을 내서 방수의 흐름이 안정되도록 만들어 줍니다.

레이저를 이용해서 방수가 눈 밖으로 빠져나가는 길(섬유주)을 넓혀 주는 시술도 있습니다. 레이저섬유주성형술은 약한 레이저를 섬유주에 조사하게 되면 섬유주에 있는 세포들의 작용과 주위 조직들에 변화가 생겨 방수가 빠져나가는 게 수월해지도록 하는 치료입니다. 안약 치료로 안압 조절이 안 될 때 보조 치료로 이용되고 있습니다. 특별한 부작용이 없고 환자에게 큰 불편함 없이 시술할 수 있다는 장점이 있으나 그 효과가 영구적이지 않다는 단점이 있습니다.

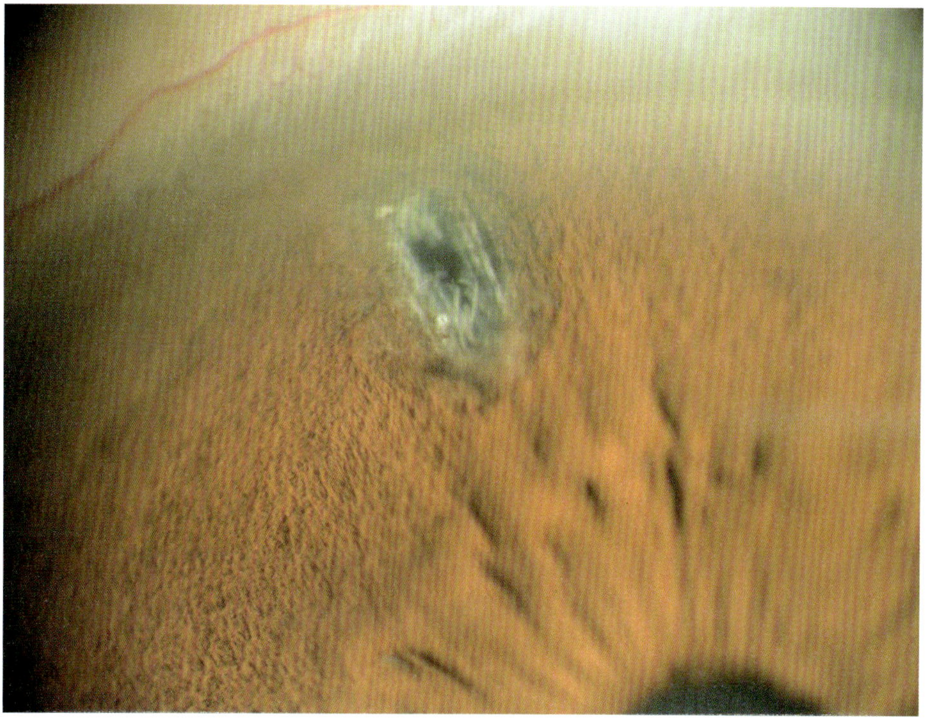

그림 7 녹내장 수술 후. 홍채에 만들어진 작은 구멍을 볼 수 있다

녹내장은 예방할 수 없나요?

● 녹내장은 정기 검진을 통해서 조기에 진단하고 적절히 치료하는 게 최선입니다. 녹내장의 발병을 예방하는 방법은 알려진 게 없습니다.

다만, 일부 급성폐쇄각녹내장은 미리 예방할 수도 있습니다. 폐쇄각녹내장은 눈이 작고 고령인 분들에게 주로 발생하는데, 특히 방수가 빠져나가는 전방각이 매우 좁아진 경우 잘 발생합니다. 전방각이 매우 좁아져 있는 경우, 미리 레이저홍채절개술을 시행하기도 합니다.

녹내장 환자에게 좋은 음식은 없나요?

● 녹내장에 특별히 좋은 음식은 없습니다.

그렇지만 일반적으로 몸에 좋은 음식이 녹내장이 걸린 눈에도 좋을 것으로 생각되고 있습니다. 항산화 물질이 풍부한 채소와 과일을 권해 드리고 있습니다. 최근 비타민을 복용하시는 분이 부쩍 늘었습니다. 비타민은 항산화 작용을 하는데 이는 녹내장에도 도움이 될 것으로 기대됩니다. 눈 영양제라고 불리며 판매되는 각종 건강식품들도 조금씩 다르지만 모두 항산화 작용 등으로 눈에 좋을 것으로 기대됩니다. 그러나 항산화 물질이 녹내장의 치료 또는 예방에 효과가 있다고 입증되지는 않았습니다. 따라서 맹목적으로 건강식품을 드시는 것은 피할 것을 권하고 싶습니다.

피해야 할 음식도 비슷합니다. 담배는 안압을 상승시키며 혈관을 수축시켜 시신경으로 가는 혈류량을 감소시키는 것으로 알려져 있습니다. 담배는 몸에 나쁘니 끊어야 마땅한데, 녹내장 환자는 담배를 끊어야 하는 이유가 한 가지 더 있는 셈입니다. 커피에 들어 있는 카페인은 안압을 상승시킬 수 있습니다. 하루 한두 잔 커피가 안압을 상승시키지는 않겠지만 과도하게 자주 마시는 것은 피하는 게 좋습니다.

녹내장 환자에게 좋은 운동은 없나요?

● 규칙적이고 적당한 유산소 운동은 녹내장에 좋은 것으로 알려져 있습니다. 빠르게 걷기, 달리기, 자전거 타기, 수영 같은 유산소 운동이 좋습니다. 그렇지만 목이나 얼굴에 과도한 힘이 가해지는 팔굽혀펴기나 역기 들기 같은 운동, 거꾸로 매달리거나 물구나무 요가를 하는 것은 눈의 압력을 상승시킬 수 있기 때문에 좋지 않습니다.

의학칼럼 13

스키와 눈 건강

겨울이 되면 스키를 즐기는 분들이 많습니다. 즐기는 것도 중요하지만 눈 건강도 유념하셔야 합니다. 스키는 많은 분들이 아시는 것처럼 속도가 빠르고, 초보자들은 능숙하게 제어를 하지 못해 넘어지거나 다른 곳에 부딪히는 외상에 쉽게 노출됩니다. 그런데 이러한 외상 외에도 자외선 등으로 인해 눈에 손상을 입을 수 있습니다. 스키를 탈 때 발생할 수 있는 눈의 손상에 대해 외상에 의해 다치는 경우와 빛에 의한 손상에 대해 알아보겠습니다.

넘어지면서 눈 근처 또는 눈에 직접적인 외상이 가해지는 경우, 부상 부위에 따라 여러 가지 손상이 있을 수 있습니다.

먼저 눈의 가장 밖에 위치한 검은 동자의 앞을 덮고 있는 투명한 반구 모양의 '각막'을 다치는 '각막찰과상'이 발생할 수 있습니다. 특히 스키를 타는 경우라면, 스키를 탈 때 다루는 '폴'을 잘못 다루다가 주위 사람의 눈을 찌르는 경우가 생길 수 있습니다. 이러한 경우, 각막이 긁히면서 벗겨져 심한 통증, 눈물흘림, 이물감 등의 증상이 발생할 수 있습니다. 안약을 쓰면서 치료를 하면 대개 문제없이 낫지만 각막혼탁 같은 후유증이나 각막궤양 같은 합병증이 발생할 수도 있으므로 안과에 오셔서 진료를 받으셔야 합니다.

또한 눈에 비교적 큰 외력이 가해지면 눈 안에 출혈이 생길 수 있습니다. 눈의 앞부분에는 홍채, 모양체라는 혈관이 풍부한 조직이 분포하고 있는데, 여기에 큰 외력이 가해져서 홍채나 모양체가 손상되면 피가 날 수 있습니다. 우리가 흔히 검은 눈동자라고 부르는 홍채와, 이보다 더 앞쪽에 눈의 가장 앞부분을 덮고 있는 투명한 각막이라는 조직 사이를 '전방'이라고 부르는데, 이러한 전방은 눈 안의 모양체로부터 나오는 '방수'라는 물이 순환을 하는 곳입니다. 이 부분에 출혈이 생기는 경우를 외상성 전방 출혈이라 하며, 가벼운 경우에는 현미경으로 보아야 보이는 경우에서부터, 심한 경우에는 전방이 피로 가득 차서 보이는 것이 거의 없는 경우까지 있습니다. 이러한 외상성 전방 출혈의 경우, 경미한 경우는 큰일 없이 치료가 되는 경우도 많지만, 심한 경우는 휴유증을 남기며 낫는 경우도 있어 주의해야 합니다.

눈을 다치면서 눈을 둘러싼 뼈가 골절되는 경우도 있습니다. 눈을 둘러싸고 있는 공간을 '안와'라고 하고 안와를 둘러싸고 있는 뼈를 통틀어 '안와골'이라고 하는데 이것이 골절되면 '안와골절'이라고 합니다. 안와골 중에 눈의 아래쪽에 있는 뼈와 코 쪽에 위치한 뼈는 특히 약해서, 부딪히거나 다칠 때 쉽게 부러집니다. 골절 정도가 적다면 수술을 하지 않고 지켜보기도 합니다만, 골절이 심할 경우 눈이 잘 움직이지 않거나 사물이 두 개로 보이거나, 골절로 인해 눈알이 안쪽으로 함몰되는 안구함몰 등이 발생할 수 있습니다. 처음에는 외상 부위가 부어서 안구함몰을 알기 어려운 경우도 있고 특별한 증상이 없을 수도 있기 때문에 외상을 입은 경우에는 골절이 있지는 않은지 진료를 받아야 합니다.

이러한 외상 외에도 자외선에 의한 눈의 손상도 있을 수 있습니다. 겨울에는 여름보다 자외선이 약하지만 설원의 반사율이 해변의 반사율보다 훨씬 높기 때문에 스키장에서 받는 자외선은 여름에 받는 자외선보다 훨씬 높습니다. 고글 같은 보호 장비를 사용하지 않고 강한 자외선에 장시간 노출되면 각막염이 발생하게 되어 심한 통증과 시력저하가 발생할 수 있습니다. 또한 이러한 자외선에 장기간 노출될 경우, 추후 수정체나 망막에 손상을 주어, 나이가 들어 발생하는 백내장이나, 망막 질환에 영향을 줄 수 있어, 스키장에서는 반드시 고글을 착용하여 눈을 보호하여야 하겠습니다.

chapter 8

무엇을 먹어야 하나?

당뇨 환자의 생활습관과 식이

여덟 번째 이야기

무엇을 먹어야 하나?

– 당뇨 환자의 생활습관과 식이

● 당뇨병의 중요한 합병증 중의 하나인 당뇨망막병증은 20세 이상 성인의 시력을 손상시키는 가장 흔한 원인입니다. 그만큼 관리가 중요하다고 할 수 있습니다. 만약 안과 검사 결과, 레이저 치료나 수술적 치료가 필요하다고 판단되는 단계까지 진행하였다면 시력은 많이 떨어질 것이고 정상 시력으로 회복하기 힘들게 됩니다.

안과적으로 치료가 필요한 당뇨망막병증으로 진행하기 전까지의 관리에서 가장 중요한 요소는 바로 혈당 조절입니다. 혈당 조절이 잘 되었을 때, 당뇨망막병증의 악화를 늦추거나 막을 수 있습니다.

당뇨망막병증은 높은 혈당에 의해 눈 속 구조인 망막의 혈관에 손상이 생기면서 발생하는 합병증입니다. 따라서 혈당을 엄격히 조절한다면 망막 혈관의 손상을 억제할 수 있고 자연스럽게 당뇨망막병증의 진행도 예방할 수 있습니다.

당뇨환자의 합병증에 대한 연구들(Diabetes Control and Complications Trial과 Action to Control Cardiovascular Risk in Diabetes 연구)에서도 혈당의 집중 치료가 당뇨망막병

증의 발생을 억제하고 진행을 지연시킨다는 결과를 보고하였습니다.

물론 전문적인 혈당 조절은 내과 의사선생님께서 담당해 주시겠지요.

병원에서의 전문적인 당뇨 조절 외에 당뇨 환자가 직접 할 수 있는 혈당 조절 방법은 없을까요? 식이 요법이 있습니다. 식이 요법은 운동 요법과 더불어 혈당을 조절함에 있어서 아주 중요한 요소입니다.

사실 당뇨병에 좋은 음식의 선택은 굉장히 다양하며 정답은 없습니다. 그리고 이미 시중에는 당뇨병에 좋은 음식들을 추천한 책들이 많이 나와 있습니다. 그래서 여기서는 당뇨병이 있는 환자들이 음식을 선택할 때 알아 두어야 할 원칙들을 위주로 설명하겠습니다.

첫째, 식사는 규칙적으로 정해진 시간에 짜여진 계획에 맞추어 합니다.

둘째, 사탕, 설탕 등 단순 당이 함유된 음식을 삼갑니다.

셋째, 식이섬유소를 적절하게 섭취합니다.

넷째, 동물성 지방과 콜레스테롤의 과다 섭취를 삼갑니다.

다섯째, 소금의 섭취를 줄입니다.

여섯째, 술과 흡연을 삼갑니다.

일곱째, 모든 영양소를 섭취하도록 음식을 골고루 먹습니다.

여덟째, 적절한 운동은 한 가지 혈당저하제를 추가하는 것만큼 효과적일 수 있습니다.

아홉째, 본인의 키에 맞는 적정 체중을 유지합니다.

이제 구체적으로 어떤 음식을 얼마만큼 먹어야 하는지 알아보겠습니다.

여기서는 병원에서도 사용하는 식품교환표를 이용한 당뇨 식이 요법을 조금 더 쉽게 풀어 설명해 보겠습니다.

먼저, 공식을 이용하여 자신의 키에 맞는 표준체중을 구합니다.

* 남자: 표준체중(kg) = 키(m) × 키(m) × 22

* 여자: 표준체중(kg) = 키(m) × 키(m) × 21

그 다음, 자신의 비만도와 활동도를 바탕으로 해서 몸무게 킬로그램(kg)당 필요 열량을 구합니다.

(단위: kcal/kg)

	저활동	보통활동	심한활동
저체중	35	40	40–50
정상	30	35	40
과체중/비만	20–25	30	35

이 표에서 자신에게 해당되는 kg당 필요 열량을 선택하고 위에서 구한 자신의 키에 맞는 표준체중을 곱하면 자신이 하루에 섭취해야 하는 열량이 나옵니다.

예) 자신이 170cm, 62kg(정상체중)이고, 심한 활동을 한다고 가정해 봅니다. 그러면 자신의 표준체중은 1.7m × 1.7m × 22 = 63.58kg입니다. 여기에 위의 표에서 심한활동, 정상체중에 해당하는 40을 선택하고 자신의 표준체중 63.58을 곱하면, 2543.2kcal가 하루에 필요한 열량입니다.

이제 자신이 하루에 얼마만큼의 열량을 필요로 하는지 알게 되었습니다. 그러면 이제 이러한 열량만큼 어떤 음식을 먹어야 하는지 알아보겠습니다.

식품교환표에는 각 열량만큼 어떠한 식품군이 몇 단위가 필요한지 나와 있습니다. 식품군이라는 것은 곡류군, 어육류군, 채소군, 지방군, 우유군, 과일군 등 비슷한 영양소 구성을 가진 식품들을 6가지 범주로 나누어 미리 정해 놓은 것입니다. 어떤 음식이 어떤 군에 속하는지는 이미 정해져 있는 것으로 식단을 짤 때 참고해야 합니다.

그리고 1단위 수는 각 식품군별로 정해 놓은 음식량의 단위로 일정한 열량을 얻을 수 있습니다. 예를 들어 곡류군 1단위는 100kcal만큼의 열량을 갖는 곡물량의 단위입니다. 곡류군에서 밥 1/3 공기, 감자(중) 1개, 식빵 1쪽, 삶은 국수 1/2공기 등은 모두 100kcal를 내는 곡류군 1단위입니다.

식품교환표에는 하루에 필요로 하는 열량별로 섭취해야 하는 식품군의 단위 수가 이미 구해져 있습니다. 그러나 이것은 쌀을 주식으로 하는 한국인에 맞추어 작성한 것으로 절대적인 것은 아니며 개인의 식습관에 따라 영양 상담을 통하여 조정이 가능합니다. 따라서 처음 식이 요법을 시작할 때는 이러한 단위 수 분배를 영양 상담사와 같이 하는 것을 추천해 드립니다.

이렇게 해서 하루에 섭취해야 하는 식품군의 단위 수가 정해지면 이 단위들을 하루 세끼로 나누어야 합니다. 이것도 본인의 식습관에 따라 융통성 있게 적당하게 나눕니다. 그러면 중간중간의 간식을 포함하여 아침, 점심, 저녁에 필요한 식품군의 단위 수가 결정됩니다.

매 끼니당 식품군의 단위 수가 결정되었다면 식품교환표에서 음식을 골라 식단을 짜기만 하면 됩니다. 원칙적으로 같은 식품군에 속한 음식들의 1단위는 영양 성분과 열량이 비슷하기 때문에 원하는 대로 선택하시면 됩니다. 그리고 어떤 음식이 어떤 식품군에 속하며 1단위의 양이 얼마인지는 표를 보고 알아내야 합니다. 외식을 할 때를 대비해서 흔한 음식은 외우고 있는 것이 좋겠지요.

그 다음으로 혈당 조절뿐 아니라 혈액순환의 개선도 당뇨망막병증의 발생 및 진행에 중요한 요소입니다. 당뇨망막병증은 높은 혈당에 의해 망막을 먹여 살리는 미세혈관들이 손상되면서 혈관 폐쇄, 출혈 등의 문제가 생기면서 진행됩니다. 따라서 혈당 조절뿐만 아니라 이러한 망막의 미세혈관을 보호하고 혈액순환이 잘 되게 하는 것도 당뇨망막병증의 진행을 억제하는 데 매우 중요한 치료입니다. 사실, 안과 의사들이 레이저나 수술적 치료 전 단계의 환자들에게 처방하는 내복약들은 대부분 혈관 보호 및 혈액순환 개선에 초점이 맞추어져 있습니다. 현재 당뇨가 있는 환자들이 안과에서 내복약을 처방받고 있다면 대부분 이러한 혈액순환개선제일 가능성이 높습니다. 그런데 이러한 약들 중에는 우리 주변에서 얻을 수 있는 성분으로 만들어진 것들이 있습니다. 즉, 우리 주위의 음식 재료 중에 찾을 수 있는 것들이 있다는 것입니다.

그 예로 A사의 혈액순환개선제에는 4가지의 생약 성분이 들어 있습니다. 서양산사, 멜리사엽, 은행잎 추출물, 마늘유가 그것입니다. 약품설명서를 참고로 하면 서양산사는 혈관의 지질, 콜레스테롤의 침착을 억제하여 조직에 혈액 및 산소의 공급을 원활하게 하는 기능을 합니다. 멜리사엽은 말초혈관을 확장시켜 혈액순환을 촉진시킵니다. 은행잎 추출물도 혈전 형성을 방지하고 혈관을 확장시켜 혈액순환에 도움을 줍니다. 마늘유에 함유되어 있는 스코르디닌 성분은 말초혈관을 확장시키고 몸에 이로운 고밀도지단백(HDL)을 늘려 혈액순환을 촉진합니다.

그리고 B사의 안토시아닌(바키늄미르틸루스)이라는 성분도 당뇨병에 의한 망막 변성을 방지하고 혈관순환 개선에 효과가 있다고 알려져 있습니다. 안토시아닌이 많은 음식으로는 가지, 적색 포도, 자색 고구마, 블루베리, 붉은 양배추, 붉은 양파, 체리, 오디, 복분자, 자색 당근 등이 있습니다.

결론적으로 당뇨가 있는 환자는 식이 요법을 통한 엄격한 혈당 조절을 하면서 혈액순환 개선에 도움이 되는 음식들을 과하지 않게 적당히 섭취하는 것이 당뇨망막병증의 발생 및 진행을 줄일 수 있는 방법이라고 할 수 있습니다.

의학칼럼 14

유행성 눈병

유행성 눈병은 크게 우리가 알고 있는 유행성각결막염과 소위 아폴로눈병이라 불리는 급성출혈성결막염이 있습니다. 이는 눈에 있는 결막 및 각막을 침범하는 것을 의미하는데, 결막은 흰자를 덮고 있는 '안구결막'과 눈꺼풀을 뒤집으면 보이는 주황색 부분을 덮고 있는 '안검결막'으로 나뉩니다. 또한 각막은 우리가 겉으로 보았을 때 검은 눈동자를 덮고 있는 투명한 유리창 같은 구조를 말하는데, 이러한 각막과 결막에 바이러스가 감염되어 발생하는 질환입니다.

유행성각결막염은 주로 아데노바이러스에 감염이 되는 경우 발생하며, 증상은 결막이 충혈되고 피가 나거나 부을 수 있고, 심한 경우는 눈 주위가 붓고 귀 앞에 림프절이 커지는 등의 증상도 있을 수 있습니다. 때로 결막에 '위막'이라는 것이 생겨 추후에 결막에 흉터처럼 남기도 합니다. 또한 각막까지 침범되는 경우는 시력이 감소하거나 심한 통증 등의 증상을 볼러올 수 있습니다(그림 1).

아폴로눈병도 증상은 유행성각결막염과 비슷하지만, 이는 일으키는 바이러스가 엔테로바이러스나 콕사키바이러스에 의해 발생되는 병으로, 증상 발현이 매우 빠르고, 1–2주 내로 호전되는 경향이 있습니다. 특히 이 병의 경우, 우리가 흰자라고 부르는 결막에 출혈을 일으키는 특

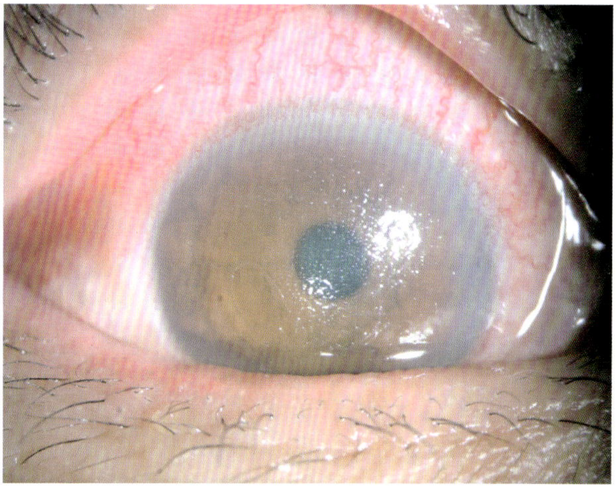

그림 1 유행성각결막염

징이 있어, 급성출혈성결막염이라 지칭되고 있습니다.

치료는 감기 걸렸을 때와 비슷합니다. 시간이 지나면 저절로 치료가 됩니다. 원인 바이러스를 직접 치료할 수 있는 약이 없기 때문입니다. 염증반응이 심한 경우는 증상을 가라앉히기 위해 항염증안약을 사용하기도 하고, 각막까지 침범한 경우는 그에 상응하는 추가적인 치료를 하게 됩니다. 보통은 아폴로눈병의 경우 1–2주, 유행성각결막염인 경우 2–3주 정도 경과하면 호전됩니다. 치료기간에는 평소 사용하던 콘택트렌즈 등은 이차 감염 등을 유발할 가능성이 있어 사용하지 않는 것이 좋으며, 음주는 염증을 악화시킬 수 있어서 자제하는 것이 좋습니다. 유행성각결막염의 가장 흔한 전염 경로는 손입니다. 자기도 모르게 손이 눈에 닿으면서 손에 묻어 있던 분비물 등을 통해 다른 사람에게 바이러스가 옮게 됩니다. 따라서 전염 예방에 가장 중요한 것은 손을 깨끗이 씻는 것입니다. 항상 손을 청결하게 유지하고 가급적 유행성각결막염 환자와는 신체적 접촉을 피하는 것이 좋습니다. 가족 중에 환자가 있다면 비누, 수건 등을 따로 써야 합니다. 또 손에 바이러스가 묻었다고 해도 눈에 접촉하지 않도록 조심하면 전염을 예방할 수 있어 눈에 손을 대거나 눈을 비비는 등의 습관도 조심하는 것이 좋습니다.

chapter 9

당뇨 합병증을 이긴 사람들

아홉 번째 이야기

당뇨 합병증을 이긴 사람들

아직은 젊은데 설마 무슨 일 있겠어?

● 10년 전에 당뇨병을 진단받고 혈당 조절이 잘 되지 않았던 46세 아주머니. 약 1달 남짓 전부터 오른쪽 눈이 잘 보이지 않아 근처 안과에 찾아오셨다. 그 전에도 가끔 눈에 뭔가가 떠다니는 증상이 있었지만 1–2주 정도 지나면 사라지기를 몇 차례, 아직 젊은데 설마 무슨 일 있겠어? 하고 차일피일 미루었다. 전에 내과 의사에게 몇 번 증상을 얘기하였고 내과 의사가 당뇨 때문에 눈에 합병증이 생길 수 있으니 안과 진료를 꼭 받으라고 하였지만, 아직은 눈이 좋다고 생각해 안과에 오지 않다가 이번에는 이전보다 더 잘 보이지 않고 1달이 넘도록 차도가 없자 실명할지 모른다는 두려움에 우선 동네 안과를 찾았다. 안과에서 시력이 오른쪽 눈 0.01로 시력판에서 가장 큰 숫자도 보이지 않았다. 산동제 안약을 눈에 넣고 약 1시간이 지나서 망막검사를 받았는데, 검사 결과 오른쪽 눈 속에 피가 많이 났다고 실명할 수도 있으니 빨리 큰 병원에 가 보라고 의뢰서를 써 준다. 아주머니

는 아이들 결혼도 시켜 보기 전에 장님이 되는 것 아닌지 걱정에 놀란 가슴을 쓸어안고 다음 날 대학병원에 망막 전문의를 찾아가 보니 오른쪽에 심한 유리체출혈을 동반한, 당뇨망막병증 중에서도 말기에 해당하는 고위험 증식당뇨망막병증으로 빨리 수술(유리체절제술)을 해야 한다는 설명을 들었다. 수술을 해도 2–4년 정도 후에 절반 정도가 실명을 한다는 이야기를 들으니 눈앞이 깜깜해진다. 몇 달 전에 내과 의사가 안과에 가 보라고 할 때 잘 따랐으면 이렇게 수술까지는 막을 수 있었을 걸 하며 후회해 보지만 이미 때는 늦었음을 깨닫는다. 또 수술을 빨리 해야 한다고 하나 조금 있으면 아이들 시험기간이라 챙겨 주어야 할 텐데. 그래도 아이가 먼저라는 생각에 다음 주라도 수술하자는 교수의 말을 듣지 않고 1달 후에 수술을 받았다. 수술 전에도 혈당 조절이 잘 되지 않아 약 1주일간 내과에 입원하여 혈당 조절 후에 수술을 받았는데, 그래도 다행히 수술 후 시력이 0.7로 호전되었다. 수술 후 정기적으로 수개월마다 안과 검사를 받아 오다 이번에는 시력이 조금씩 점점 떨어지는 것 같아 또 피가 나서 수술을 받게 되는 건 아닌지 하는 걱정에 빨리 안과에 가야지 하고 예약 날짜보다 약 2개월 정도 진료날짜를 앞당겨서 찾아오셨는데, 망막검사와 망막 CT(빛간섭단층촬영) 결과 황반이 붓는 당뇨황반부종 진단을 받게 되었다. 치료로 항체 주사를 맞았고 그 후 점차 시력이 호전되었으나, 3개월 후에 다시 시력이 저하되는 것 같아 항체 주사를 재차 맞았고 이렇게 재발과 치료를 수 차례 반복한 결과, 요즈음에는 시력도 좋아져 눈 관리도 잘 되고, 혈당 조절도 잘 되고 있다. 아주머니는 수술과 항체 주사, 혈당 조절 등 치료 도중 여러 번의 고비가 있었지만 무엇보다 치료 시기에 맞춰 충실히 치료에 협조하고 따라가는 것이 당뇨로 인한 눈의 합병증을 예방하고 시력을 유지하는 데 중요하다는 점을 다시금 깨닫고 있다.

소아 당뇨를 앓고 있던 청년

● 소아 당뇨로 치료 중인 19살 새내기 대학생 남자 환자. 1~2년 전부터 눈에 뭔가 실핏줄 같은 게 떠다니다 없어지기를 반복하여 안과를 찾으려 했으나 보는 데는 큰 문제가 없어 일단 공부부터 하고 대학에 가면 안과를 한번 가 봐야겠다고 생각하였다. 그러던 중 이번에는 이전보다 실핏줄같이 떠다니는 것이 더 많아져 안과 진료를 받아야겠다고 생각했다. 10년 전 소아 당뇨 진단을 받았을 때 안과에서 소아 당뇨는 성인 당뇨와 달리 눈에 합병증이 빨리 오고 또 더 심해지면 실명할 수도 있다는 말을 들은 터라 약간은 걱정이 앞서기도 한다. 망막검사 결과, 우려했던 대로 증식당뇨망막병증이 있었고 눈 속 출혈(유리체출혈)도 있어 빨리 레이저 치료를 하고, 그래도 계속 진행하면 수술을 해야 한다고 한다. 통증을 참아 가면서 어렵게 레이저 치료를 하였으나 오른쪽 눈은 점점 더 시력이 떨어져 결국에는 손가락 정도만 보이는 실명 직전까지 가게 되어 수술을 받았다. 오른쪽 눈은 수술한 후 시력이 잘 회복되었지만, 얼마 지나지 않아 왼쪽 눈에도 당뇨망막병증이 진행되었다. 왼쪽 눈에도 레이저 치료를 하였으나 유리체출혈이 계속 발생하여 결국 오른쪽 눈을 수술한 지 1년도 채 되지 않아 왼쪽 눈도 수술을 받았다. 대학교에 입학한 지 1년도 채 안 되어 양쪽 눈을 수술하게 되었지만 그나마 빨리 치료를 받아, 수술 후 경과가 좋게 되었다는 생각에 일찍 안과에 가기를 잘했다고 생각하며 당뇨를 앓고 계신 어머님께도 꼭 예약 날에 맞추어서 안과에 가시도록 하고 있다.

레이저 치료 꼭 받아야 하나?

● 20년 전에 당뇨를 진단받고 당뇨망막병증이 있어 3개월마다 정기적으로 안과 진료 중인 65세 할아버지가 예약 날에 맞추어 안과를 찾았다. 시력도 좋고 별 증상이 없었으니까 이번에도 예전처럼 먹는 약만 처방받으면 되겠지 하는 생각에 진료를 받았으나 뜻밖에도 안과 선생님께서 이번에는 당뇨망막병증이 비증식성에서 증식성으로 진행하여 레이저 치료를 시작해야겠다고 한다. 레이저 치료에 대한 설명을 들어 보니 레이저 치료는 주변부 망막을 태워서 신생 혈관의 생성을 억제하고 퇴화를 촉진하지만 부작용으로 오히려 시력과 시야가 줄어들 수 있으며 레이저 시술 시 통증이 있을 수 있다고 한다. 갑자기 겁이 난 할아버지는 레이저 치료를 해야 할지 말아야 할지 고민에 빠진다. 그래도 실명을 방지하기 위해서는 레이저 치료가 필요하다는 선생님 말씀에 따라 레이저 치료를 받기로 굳게 마음을 먹는다. 그런데 원래 겁이 많았던 할아버지는 막상 레이저 치료를 받아 보니 통증 때문에 힘들고 또 시력도 치료 전보다 더 떨어지는 것 같아 다음 예약 날에는 가지 않기로 하고 레이저가 꼭 필요한지 다른 병원들을 전전하며 물어보지만 여전히 이제는 증식당뇨망막병증으로 진행되어 치료가 필요하다는 대답만 듣게 된다. 그래도 할아버지는 앞으로 살면 얼마나 더 살겠다고 그 고생하면서 치료를 꼭 받아야 되나 생각하면서 지금 시력이 괜찮으니까 조금 기다려 보자는 생각에 레이저 치료를 차일피일 미루고, 또 내과에서 당뇨 치료도 게을리 하게 되어 혈당 조절도 잘 되지 않은 상태로 계속 지낸다. 그러다 점점 시력도 안 좋아지고 몸 상태도 좋지 않아 1년 후 다시 병원을 찾게 되는데 이제는 레이저 치료가 아니라 수술을 해야 할 정도로 많이 진행하였다는 말을 듣고, 또 혈당 조절도 잘 안 되어 신장도 망가져 투석까지 할 지경에 이른다. 할아버지는 어려운 형편에 수술 비용 걱정에 수술도 받

지 않고 지내다가 결국 시력이 너무 떨어져 이러다 실명하겠다는 두려움에 아들에게 도움을 구하면서까지 수술을 받기로 결정한다. 치료를 게을리해 당뇨망막병증이 너무 진행된 탓에 수술하더라도 결과가 좋지 않을 수 있다는 설명을 듣지만 실낱 같은 희망으로 이제는 의사가 하라는 대로 치료받겠다는 결심을 하고 수술을 성공적으로 받는다. 수술 후에도 반복적인 출혈로 인해 수개월 동안 시력이 실명 직전까지 이르렀으나 지속적인 안과 치료와 내과에서의 혈당 조절, 그리고 할아버지 본인의 협조로 점차 시력이 개선되어 만족스러운 결과를 얻게 되었다. 할아버지는 지난번에 레이저 치료 등 안과 의사의 조언을 힘들더라도 참고 감내하면서 계속 치료를 받아 왔다면 몸과 눈이 지금보다는 더 호전되었을 것이라고 후회하지만 지금이라도 정기적으로 안과에서는 눈 검사를, 내과에서 혈당 조절 등의 관리를 통해 당뇨병 및 합병증과 싸우는 것이 이를 극복할 수 있는 최선의 길이라는 것을 알고 오늘도 안과로 발걸음을 향한다.

chapter 10

이런 것들이 궁금해요

열 번째 이야기

이런 것들이 궁금해요

1. 당뇨를 잘 조절하면 눈 합병증을 막을 수 있나요?
2. 당뇨는 유전되나요?
3. 당뇨 환자도 백내장 수술을 받을 수 있나요?
4. 눈 운동이 당뇨에 의한 눈 합병증 예방에 도움이 되나요?
5. 당뇨 눈 합병증의 증상은 무엇인가요?
6. 투석을 하면 눈이 더 나빠지나요?
7. 안경을 쓰면 눈이 더 나빠지나요?
8. 노안은 고칠 수 없나요?
9. 망막은 기증받을 수 없나요?
10. 컴퓨터를 많이 보면 눈이 나빠지나요?
11. 자외선은 눈에 해로운가요?
12. 항체 주사? 예방주사?
13. 백내장? 녹내장?

14. 눈이 뻑뻑해요. 안구건조증은 왜 생기나요? 치료는 어떻게 하나요?
15. 다래끼는 왜 생기나요? 치료는 어떻게 하나요?
16. 원시? 난시? 근시?가 무엇인가요?
17. 눈의 검은 동자에 흰 살이 자라나요
18. 가만히 있어도 자꾸 눈물이 나요? 눈에 이상이 생긴 걸까요?

FAQ 1. 당뇨를 잘 조절하면 눈 합병증을 막을 수 있나요?

● 당뇨병은 우리 몸 전신의 혈관, 미세 혈관들에까지 이상을 일으키는 병입니다. 따라서 눈뿐만 아니라 우리 몸 전체 여기저기 다양한 곳에 영향을 끼치는 중요한 질환이라 할 수 있습니다.

당뇨병 때문에 눈에 발병하는 당뇨망막병증은 진행하면 할수록 눈에 큰 손상을 불러옵니다. 비교적 조기에 발견하면서, 혈당 관리를 시작하는 것이 좋습니다. 몇몇 연구결과에 따르면, 실제로 혈당 관리를 철저하게 하는 경우, 당뇨망막병증의 발생 및 진행 위험을 낮출 수 있다고 보고되었습니다. 물론 혈당 조절을 철저히 한다고 해서 당뇨망막병증의 발생이나 진행을 100% 완전히 막을 수 있는 것은 아닙니다. 하지만 보통 당뇨의 유병기간이 짧을수록, 또한 당화 혈색소가 낮을수록 조기에 혈당 관리를 시작하는 것이 효과가 크다고 알려져 있어, 당뇨병을 진단받음과 동시에 철저하게 혈당 관리를 하는 것이 당뇨로 인해 눈이 손상되는 것을 막을 수 있는 가장 좋은 방법입니다.

혈당은 적정 범위에서 잘 조절하는 것이 좋습니다. 혈당이 높은 것보다는 낮은 것이 좋지만, 혈당을 갑작스럽게 감소시키는 것은 오히려 당뇨망막병증을 악화시킨다는 보고가 된 바 있습니다. 따라서 혈당은 내과 의사와 상의를 하여 서서히 낮추고, 안정적으로 조절하는 것이 좋습니다. 혈당 조절을 위한 식이 요법도 중요하지만, 운동 역시 중요한 데, 규칙적인 운동이 혈당 조절에 도움이 된다면, 본인의 체력, 조건에 맞는 운동을 하는 것도 나쁘지 않습니다. 운동으로 당뇨망막병증에 의한 출혈이 생긴다는 보고는 없으며, 적당한 운동을 통해 당뇨 조절을 더 안정적으로 할 수 있다면 하는 것이 좋습니다.

당뇨병도 중요한 요소이지만, 고혈압, 고지혈증 등이 있는 경우 당뇨망막병증이 생길 위험이 커질 수 있으므로, 이러한 병들의 조절도 중요합니다. 아직까지 완전히 밝혀지지는 않았지만, 일부 연구에서 고혈압이 있는 경우, 혈압을 철저하게 조절을 했을 때 그렇지 않은 경우보다 당뇨망막병증의 진행과 시력 손상의 위험이 줄어든다는 연구결과가 있었습니다. 하지만 일반적으로 고혈압 역시 조절이 되지 않는 경우, 고혈압망막병증과 같이 혈관에 손상을 일으키는 것처럼, 당뇨병이 있는 경우에도 혈압이 조절되지 않는다면, 당뇨병 및 고혈압에 의한 혈관 손상이 더해져 눈에 나쁜 영향을 미칠 것이라 예상할 수 있습니다. 또한 고지혈증에서도, 우리 몸의 혈액에 콜레스테롤이나 저밀도 지질단백, 중성 지방 등 혈청 지방이 높은 경우 당뇨병에 의한 황반부종의 양상에 영향을 줄 수 있고, 이러한 고지혈증을 잘 조절한다면, 시력 상실을 일으킬 수 있는 위험을 감소시킨다고 알려져 있습니다.

따라서 당뇨병과 같이 동반될 수 있는 고혈압, 고지혈증 등 여러 가지 질환을 잘 조절하는 것이 눈의 당뇨망막병증 악화를 막을 수 있는 좋은 방법입니다.

FAQ 2. 당뇨는 유전되나요?

● 당뇨병은 우리 몸 안에 포도당의 농도가 높아지는 고혈당을 특징으로 하는 질환으로, 대개 혈액 내 포도당 농도를 감소시킬 수 있는 '인슐린'이라는 호르몬의 분비 기능이 떨어져 부족하게 되거나(제1형 당뇨병), 인슐린이 정상적으로 분비되어도 호르몬이 작용하는 표적 장기에서 기능을 제대로 하지 않아 인슐린 작용이 저하되어 생기는 것(제2형 당뇨병)으로 알려져 있습니다.

인슐린은 탄수화물과 지방, 단백질이 우리 몸의 전반적인 연료로 쓰이는 대사과정에 작용하여 혈중 포도당 농도 유지에 중요한 역할을 하는데, 인슐린에 의한 포도당 이용의 약 25%는 체지방 양에 의해서 결정되고, 약 25%는 근육을 포함한 체형에 의해서 결정되지만, 약 50% 정도는 유전적 영향을 받을 가능성이 높습니다.

따라서 우리가 병원에서 당뇨 검사를 받거나 당뇨병이라 진단받았을 때 '가족 중에 당뇨병 환자가 있는가'라는 질문을 흔히 받게 되며, 당뇨가 유전되는지에 대한 정확한 정보는 알아 두어야 할 필요성이 있습니다.

유전적인 요인이 얼마나 큰지 알아보는 데에 흔히 쌍둥이 연구가 이용되는데, 일란성 쌍둥이에서 제1형 당뇨병이 둘 다 생기는 경우는 30–50%로, 이란성 쌍둥이에서의 10–19%보다 높지만 제2형 당뇨병에 비해 아주 높지는 않아서 환경적인 영향도 동시에 받는다는 것을 알 수 있습니다. 85% 이상의 제1형 당뇨병 환자는 가족력이 없으나, 가족력이 있는 경우 일반인과 비교한 상대적 위험도가 15배 상승합니다. 아버지가 제1형 당뇨병인 경우 자녀의 제1형 당뇨병 위험성은 6–9%이며, 어머니가 제1형 당뇨병인 경우 자녀의 제1형 당뇨병 위험성은 2–4%, 부모 모두 제1형 당뇨병인 경우 위험성은 30% 이상입니다.

일본의 한 연구를 보면, 일란성 쌍둥이에서 제2형 당뇨병 발생의 일치율은 83%,

이란성 쌍둥이에서 일치율은 40%로 제1형 당뇨병에 비해 높고, 가족 내에 제2형 당뇨병이 있는 경우 다른 가족 구성원의 제2형 당뇨병 발생 위험은 일란성 쌍둥이는 10배, 직계가족은 3.5배 정도로 높습니다. 이처럼 제2형 당뇨병은 유전적 영향을 많이 받지만 생활 방식의 변화 같은 환경적인 요인과 비만 등 개인적인 요인과도 관계가 깊어 정확히 어떤 유전자가 어느 정도 비중으로 영향을 미치는지 결정하기는 매우 어려우며, 아직까지도 당뇨병에 대한 유전적 연구는 계속 이루어지고 있습니다.

따라서 가족 중에 당뇨병을 가진 사람이 있을 경우, 유전적 요인이 있을 수 있다는 점을 항상 상기하며 정기적인 당뇨 검진 및 생활습관 교정과 적절한 운동을 통해 체중 조절을 하는 등의 당뇨병 예방에 더욱 주의를 기울여야 합니다.

FAQ 3. 당뇨 환자도 백내장 수술을 받을 수 있나요?

● 일반적으로 백내장은 노화와 관련되어 발생하는 경우가 많지만, 그 외에도 여러 가지 원인이 있습니다. 그 원인 중 하나가 당뇨병으로, 당뇨병이 있는 사람의 경우는 백내장이 없는 사람에 비해 백내장이 생길 확률이 더 높고, 더 빨리 오는 경향이 있습니다. 일반적으로 카메라의 렌즈에 해당하는 수정체는 지속적으로 빛에 노출되고, 쉴 새 없이 조절을 하고 있습니다. 이러한 과정에서 여러 가지 대사반응들이 일어나는데, 당뇨병이 있는 경우에는, 혈당이 높아 정상인보다 수정체 내에 혈당과 관련한 물질들이 더 많이 쌓이고, 백내장을 발생시키는 것으로 알려져 있습니다. 따라서 당뇨병으로 인한 당뇨망막병증 발병도 시력이 떨어지는 요인 중 하나이지만, 망막의 병 외에도 백내장이 생기는 경우 시력이 떨어져, 생활의 불편함을 호소하시는 분들이 많습니다. 당뇨병 환자가 백내장 수

술을 하는 이유는 떨어진 시력을 회복시키기 위한 목적과 더불어 망막의 상태를 좀 더 잘 관찰하며, 당뇨망막병증이 심한 경우에는 레이저 치료를 위한 목적도 있습니다. 당뇨병을 가진 환자의 경우 일반인들과는 조금 달라서, 여러 가지 고려를 하고 백내장 수술을 결정하게 됩니다.

최근의 백내장 수술은 기존에 눈을 크게 절개해서 수술하던 낭외적출술 수술법과는 달리, 절개창을 작게 해서 수술하는 미세 절개 초음파 유화술이 개발되면서 백내장 수술 후 시력 회복의 결과가 더 좋아졌습니다. 이렇게 전반적으로 백내장 수술의 기술이 발달했음에도 불구하고, 당뇨 환자의 백내장 수술은 정상 일반인에 비해서는 시력 예후가 좋지 않은 것으로 알려져 있습니다. 이러한 데는 여러 가지 이유가 있는데, 첫째, 수술 후 당뇨망막병증이 더 나빠지는 경우가 있습니다. 이는 백내장 수술 후 염증상태 또는 환자의 당 조절상태와 연관이 있을 수 있는데, 최근 미세 절개 백내장 수술 후에는 눈에 염증이 비교적 적게 일어나며, 수술 후에 염증 조절을 잘하는 경우 나빠지지 않는 경우도 많습니다. 둘째, 수술 후에 시력에 제일 중요한 황반 부위가 붓는 당뇨황반부종 또는 낭포황반부종이 생기는 경우, 황반 부위가 부으면 시력이 떨어질 수 있는데, 부종이 오래 지속되는 경우는 시력 회복에 영향을 줄 수 있습니다. 심하지 않은 경우 안약으로 조절하면서 지켜볼 수 있지만, 심할 때는 스테로이드 또는 항체를 눈 속에 주사하는 치료를 하기도 합니다. 셋째, 수술 후에 비정상적인 혈관이 자라는 신생 혈관으로 인한 병, 즉 신생혈관녹내장 등이 발생할 수 있습니다. 이는 망막에서 생성된 신생 혈관을 만드는 요소가 눈 앞쪽으로 전파되어서 생길 수 있는데, 정기적으로 검진을 받으면서 필요한 경우 안약 치료나, 추가로 레이저 치료를 하기도 합니다. 특히 당뇨망막병증이 심한 환자일수록 위에서 말씀드린 합병증들이 생길 가능성이 높기 때문에, 당뇨 환자의 백내장 수술은 의사의 진료 후에 여러 가지 상황을 고려하여, 결정하는 것이 좋습니다.

FAQ 4. 눈 운동이 당뇨에 의한 눈 합병증 예방에 도움이 되나요?

● 컴퓨터나 TV, 스마트폰 등의 발달과 보급으로 인해 눈이 쉽게 피로해지고 침침해진다는 증상을 호소하는 사람들이 늘어나고 있습니다. 이에 따라 안경이나 수술 외에 평소 눈 건강 관리를 위해서 적당한 운동과 휴식을 통해 눈의 조절 능력을 강화하고 잘못된 습관을 바꿔서 시력을 좋아지게 한다는 '눈 운동'에 대한 관심도 높아지고 있습니다.

눈 운동은 대개 눈운동장애나 조절 이상, 약시, 근시 등에 의한 시력 저하, 난독증, 눈 피로, 입체시장애, 시야장애 등과 관련한 치료법 중의 하나로 여겨지며, 실제 우리 주변에도 꾸준한 눈 운동으로 시력이 좋아졌다는 사례도 종종 볼 수 있습니다. 하지만 정확하고 체계적인 눈 운동 방법이나 그 효과에 대한 연구는 아직 제대로 이루어지지 않아 과학적, 의학적 근거가 부족한 것도 사실입니다.

우리가 가까운 곳을 볼 때는 수정체가 두꺼워지고, 먼 곳을 볼 때는 수정체가 얇아지는데 이처럼 보는 거리에 따른 수정체의 두께 변화는 망막에 초점을 맞추기 위함으로, 이는 모양체 내에 있는 '모양근'이라는 근육이 수정체를 잡아당기거나 느슨하게 만듦으로써 수정체의 두께가 변화하는 것입니다. 우리 몸에 있는 근육은 우리가 직접 조절할 수 있는 수의근과 우리의 의도와 상관없이 움직이는 불수의근이 있습니다. 이 모양근은 개인의 의지와 상관없이 움직이는 불수의근에 해당했는데, 동물 임상시험 결과 '눈의 모양근도 대뇌의 의식 작용의 지배를 받고 있다'라는 이론과, 개인의 의지력에 따라 움직이는 수의근인, 우리 눈 바깥에서 눈 움직임을 담당하는 외안근에 의해서도 눈의 조절이 이루어진다는 새로운 학설이 제기되었습니다. 눈 운동은 여기에서 의식적으로 훈련하면 모양근이나 외안근의 기능 저하로 인해 떨어졌던 시력을 회복할 수 있다는 생각을 바탕으로 시작되었습니다.

이러한 눈 운동이 주의력이나 인지력 향상에 효과가 있다는 보고는 있지만, 시력 향상이나 당뇨에 의한 눈 합병증 예방에까지 도움이 되는지에 대한 연구는 아직 너무 부족한 실정으로 앞으로 이에 대한 더 많은 연구가 이루어져야 할 것입니다.

FAQ 5. 당뇨 눈 합병증의 증상은 무엇인가요?

● 당뇨병은 눈에 영향을 미치는 가장 중요한 전신 질환으로 망막, 수정체, 각막 등 눈의 모든 부분에 이상을 초래할 수 있습니다. 당뇨병과 관련된 눈 질환으로는 당뇨망막병증, 백내장, 녹내장 등이 있으며 이들 모두 심각한 시력 저하를 가져올 수 있습니다. 그중 가장 대표적 합병증인 당뇨망막병증은 당뇨병으로 인해 망막의 말초혈관에 순환 장애가 일어나 발생하는 질환으로, 당뇨망막병증이 진행할수록 여러 합병증이 동반되어 시력 저하를 가져오고 결국 실명에 이를 수 있는 병입니다.

당뇨병이 있으면 누구든 당뇨망막병증에 걸릴 수 있는데, 일반적으로 당뇨망막병증의 유병률 및 심한 정도는 당뇨병을 앓은 유병기간과 깊은 연관이 있습니다. 하지만 성인에게 많은 제2형 당뇨병의 경우 당뇨병이 뒤늦게 진단되는 경우가 종종 있기 때문에 진단받은지 얼마 되지 않았다고 안심해서는 안 됩니다. 실제로 당뇨병을 진단받은 환자의 약 40% 정도가 정도는 다르지만 진단 당시에 이미 어느 정도의 당뇨망막병증을 갖고 있는 것으로 알려져 있습니다.

당뇨망막병증은 망막 말초혈관에 혈액순환장애가 발생하여 혈관이 막히고 망막 위에 출혈, 허혈성 변화 등이 생기는 단계인 '비증식당뇨망막병증'과 더 진행하여 망막에 비정상적인 신생 혈관 조직이 자라게 되는 단계인 '증식당뇨망막병증'으로 구분할 수 있습니다.

당뇨망막병증의 초기에는 대개 눈에 뚜렷한 증상이 나타나지 않는 경우가 많아 증상이 생긴 이후에 안과 검진을 받게 되면 적절한 치료시기를 놓칠 수 있습니다. 처음 안과를 방문하는 일부 당뇨 환자들은 '눈이 침침해졌어요', '눈에 검은 점과 거미줄 같은 것이 보여요', '갑자기 눈이 잘 안 보여요' 등의 시력 저하 및 부유물, 특정 부위의 시야장애 등을 호소하는 경우가 있는데, 이렇게 증상이 나타나는 경우는 대부분 당뇨망막병증이 이미 많이 진행하여 황반부종, 망막출혈, 유리체출혈 등 합병증이 동반된 경우가 많습니다. 따라서 당뇨를 진단받은 경우에는 눈에 특별한 증상이 없더라도 초기에 적극적인 혈당 조절 및 정기적인 안과 검진을 통해 당뇨병성 망막병증의 예방 및 조기 진단과 치료가 이루어져야 합니다.

당뇨망막병증 이외에도 다른 눈 합병증이 발생할 수 있는데, 우리 눈에서 카메라의 렌즈 역할을 하는 수정체에 뿌옇게 혼탁이 생겨서 시력이 저하되는 백내장은 당뇨병 환자의 경우에 발생 위험이 2–4배 정도 증가하고, 발생 연령도 비교적 일찍 나타나는 것으로 알려져 있습니다. 또한 우리 눈의 가장 바깥쪽에 위치한 각막은 당뇨병 환자의 경우, 일반인에 비해 외부 자극에 더 취약하여 각막염, 각막 미란, 각막 궤양 같은 병들이 더 쉽게 생길 수 있고, 통증, 시력 저하의 원인이 됩니다. 증식당뇨망막병증이 있는 많은 환자에게 신생 혈관이 홍채에도 생기게 되면, 이로 인해 이차적으로 안압이 증가하여 '신생혈관녹내장'이 발생하게 되고, 안압이 많이 높을 경우 눈에 심한 통증이나 급격한 시력 저하, 영구적인 시야 손상이 발생할 수 있습니다. 그리고 당뇨병 환자에게 갑자기 물체가 두 개로 보이는 복시 증상이 발생하고 눈이 잘 움직이지 않는 외안근마비 및 동측에 안구통이나 두통이 동반된다면 제3, 4, 6번 뇌신경을 침범하는 신경병증을 의심해 보아야 합니다.

이렇게 당뇨병 환자의 눈에 이상이 생긴다면 즉시 안과 검사를 받아야 하고, 증상이 없더라도 제1형 당뇨병은 처음 진단받은 후 5년 이내에, 제2형 당뇨병은 처음 진단 시 이미 당뇨망막병증이 동반되어 있을 수 있기 때문에 반드시 당뇨 진단과 동시에 안과 검사를 함께 받아야 합니다. 또한 당뇨병이 있는 여성이 임신을 계획하는 경우 전반적인 안과 검사를 받고 당뇨병성 망막병증의 발생과 진행 위험에 대해 상담을 받아야 하며, 임신한 당뇨병 여성은 첫 3개월 내에 안과 검사를 받고 임신기간 내내 면밀한 추적 검사가 필요합니다. 그리고 모든 당뇨 환자들은 안과 검사에서 당뇨망막병증의 소견이 보이지 않더라도 적어도 1년에 한 번은 정기적으로 안과 검사를 받아야 합니다.

FAQ 6. 투석을 하면 눈이 더 나빠지나요?

● 투석 치료를 받는 말기 신부전 환자의 가장 중요한 원인 질환으로 당뇨병성 신증이 있습니다. 또한 당뇨병성 신증은 당뇨병성 망막병증의 주요 예측 인자로서 투석을 받는 당뇨 환자들 중 대부분이 당뇨망막병증을 가지고 있어, 같은 연령대에 투석을 받지 않는 사람들에 비해 투석을 받는 환자들이 시력 저하를 호소하는 경우가 많고, 그에 따라 삶의 질이 저하되고 일상적인 생활이나 개인 업무 등을 하는 데에 어려움이 따르게 됩니다.

투석은 말기 신부전 환자가 가장 많이 이용하는 신장의 기능을 대체하는 요법으로, 신부전 환자들에게 꼭 필요한 치료법입니다. 투석 자체가 시력이나 눈 건강에 어떠한 영향을 미치는지는 환자나 안과 의사들에게는 중요한 이슈이며 아직까지 그에 대한 연구가 계속 이루어지고 있습니다.

투석을 하게 되면 혈중 요소(urea), 나트륨, 칼륨, 혈당 등 많은 대사성 물질들의 농도가 변화하게 되고, 결국에는 눈 안의 방수나 유리체를 포함하는 세포외액(extracellular fluid)의 삼투압 변화를 일으켜 눈 상태에 영향을 줄 수 있습니다. 하지만 투석 환자들은 대부분 고령이며 당뇨망막병증이나 백내장, 녹내장 등 눈 질환을 가지고 있는 경우가 많아 투석 환자들이 호소하는 시력 저하 증상이 투석 자체에 의한 것인지, 노화나 원래 있던 질병 때문인지 구분하기란 매우 어렵습니다.

투석 전후 환자들의 눈 상태와 몸 안의 대사성 물질들의 변화와의 연관성에 대한 여러 연구들을 보면, 투석 전후에 시력이나 굴절 상태가 변화하고, 혈압이나 혈당, 혈중 전해질 농도 등의 수치도 변화하지만, 이러한 것들 간에 명확한 연관성은 없다고 보고된 바 있습니다. 하지만 당뇨망막병증이 없는 투석 환자에 비해 당뇨망막병증이 있는 투석 환자에게서 투석 전후 시력 변화가 더 유의하게 나타나고, 망막 혈액순환에 투석이 영향을 미친다는 연구도 보고된 바 있어 투석 중에 혈압이나 혈당의 변화가 급격하게 일어나는 것을 주의하고, 당뇨망막병증이나 다른 눈 질환이 있는 투석 환자들에게 충분한 설명과 함께 더욱 주의 깊게 안과 검진을 받을 수 있도록 하고 있습니다.

FAQ 7. 안경을 쓰면 눈이 더 나빠지나요?

● 우리가 흔히 "마이너스 시력"이라고 잘못 부르고 있는 경우는 눈의 굴절 상태가 '근시'인 경우를 말합니다. 근시는 눈의 앞에서부터 뒤쪽 끝 망막까지의 길이가 정상보다 길거나, 또는 각막이나 수정체의 굴절력이 커서 원래는 망막 위에 정확히 맺혀야 할 눈에 들어온 빛이 망막보다 앞쪽에 초점을 맺게 되어 가까운 사물은 잘 보이나, 원거리의 사물은 초점을 맞출 수 없어

먼 곳은 잘 보이지 않는 눈의 상태를 말합니다. 반대로 원시는 상이 망막보다 뒤에 맺혀 먼 곳은 잘 보이나 가까운 곳이 잘 보이지 않는 상태를 말합니다.

이러한 경우를 '굴절 이상'이라고 하는데, 굴절 이상으로 인해 시력이 떨어지고 일상생활에 불편함이 있을 때 안경 처방을 고려합니다. 안경을 써야 하는 혹은 이미 쓰고 있는 사람이라면 누구나, 안경을 한번 쓰기 시작하면 평생 써야 할 것 같은 부담감에 '안경을 쓰면 눈이 더 나빠지는지', '안경을 썼다 벗었다 하면 눈이 더 나빠지는지'와 같은 질문을 한 번쯤 해 보았을 것입니다. 이는 특히 최근에 소아, 학생들에게서 근시의 유병률이 높아지고, 사시나 약시 등의 감별을 위해 어릴 때부터 안과 검진을 받는 경우가 많아지면서, 어릴 때부터 근시 안경을 쓰기 시작한 경우에는 눈이 성장하면서 안구의 전후 길이가 길어짐에 따라 근시가 진행되고, 주기적으로 시력검사를 할 때 근시가 진행한 만큼 안경 처방을 반복해서 새로 하기 때문에 사람들이 안경을 쓰면 눈이 더 나빠진다고 생각하게 된 것입니다.

하지만 시력이 나쁘다고 무조건 안경을 쓰는 게 정답은 아닙니다. 안경 처방을 할 때에도 정확한 시력검사와 적절한 안경 처방이 중요합니다. 소아가 시력검사를 받을 때에는 과도한 눈의 조절로 인해 일시적으로 근시가 생기는 가성근시가 있을 수 있기 때문에 눈에 조절마비제를 넣은 뒤 검사를 시행해야 합니다. 어떤 연구에서는 실제 도수의 안경을 썼을 때와 실제보다 낮은 도수의 안경을 썼을 때, 낮은 도수의 안경을 썼을 때가 근시가 더 나빠졌다는 보고도 있어, 안경 처방이 필요한 경우 처음부터 높은 도수의 안경을 쓰는 것이 걱정되어 낮은 도수의 안경을 쓴다거나 정확한 검사가 되지 않아 실제보다 너무 높은 도수의 안경을 써서 과교정이 되지 않도록 주의해야 합니다.

또한 원시인 경우에 보통 먼 곳이 잘 보이고, 가까운 것은 눈을 모아서 보거나, 조절을 하여 보는 것에 익숙해져 있다면 안경을 잘 쓰지 않으려고 하는 경우들이 있습니다. 특히 어린이의 경우, 시력 발달이 중요한 시기에 안경을 잘 착용하지 않을 경우 원시에 의한 약시나 사시가 발생할 수 있으니 안경을 잘 착용하도록 해야 하며, 양안의 굴절 차이가 큰 부동시인 경우에도 안경을 쓰지 않고 방치하면 잘 보이는 눈으로만 계속 보기 때문에 시력이 나쁜 쪽의 눈은 약시가 생길 수 있습니다.

따라서 무조건 안경을 쓰면 눈이 나빠진다고 생각하지 말고 눈의 상태에 따라 적절한 안경 처방과 함께 안경을 잘 착용해야 하며, 안경을 썼다 벗었다 하면 오히려 눈 피로 증상이 더 심해지면서 시력이 떨어진다고 느낄 수 있기 때문에 안경을 계속 착용하는 게 눈의 피로를 줄일 수 있습니다.

FAQ 8. 노안은 고칠 수 없나요?

● 우리 눈은 가까이 볼 때는 수정체가 볼록해지고, 멀리 볼 때는 수정체가 오목해지는 초점을 맞추기 위한 운동을 쉴 새 없이 합니다. 이러한 운동에는 수정체와 함께, 조절을 담당하는 섬모체근이라는 근육이 있습니다. 젊을 때는 이러한 눈의 조절 기능에 큰 문제가 없지만, 나이가 들면 수정체가 딱딱해지고 섬모체근이 약해져서 수정체 두께 조절 능력이 떨어집니다. 이로 인해 가까운 글씨는 초점이 잘 맞지 않아서 글씨가 흐릿하게 보입니다. 이것을 노안이라고 말합니다. 노안은 누구나 피할 수 없는 노화의 과정으로 40세 전후부터 서서히 증상을 느끼게 됩니다. 이러한 노안을 100% 고칠 수는 없습니다. 그렇지만 노안을 극복할 수 있는 방법은 있습니다.

노안을 극복하기 위해 일반적으로는 먼저 돋보기(볼록렌즈)안경을 권유하고 있습니다. 일상생활을 할 때 안경 없이 지내던 사람은 신문이나 책을 볼 때 돋보기안경을 꺼내서 사용하면 됩니다. 근시로 인해 오목렌즈안경을 평소에 쓰던 사람은 신문이나 책을 볼 때 안경을 벗게 되면 가까운 글씨에 초점은 잘 맞습니다. 평소에 원시로 인해 볼록렌즈안경을 쓰던 사람은 신문이나 책을 볼 때 더 두꺼운 볼록렌즈(돋보기)안경을 착용하면 노안을 극복할 수 있습니다. 이처럼 개개인의 눈의 상태에 맞추어 적절한 도수의 안경을 착용한다면, 안경을 써야 하는 불편함은 있지만, 노안으로 인한 불편을 줄일 수 있습니다.

다초점안경을 사용하는 것도 노안을 극복하기 위한 좋은 방법입니다. 다초점안경의 경우, 안경 윗부분과 아랫부분의 도수가 달라서 안경알의 윗부분으로는 원거리를 보고, 아랫부분으로는 근거리를 볼 수 있습니다. 안경을 따로 가지고 다닐 필요가 없고, 안경을 수시로 바꿔 끼지 않아도 됩니다. 그렇지만 다초점안경은 적응이 필요합니다. 특히, 운전하는 중에 백미러를 볼 때는 곁눈질을 하는 게 아니라 얼굴을 돌려서 쳐다봐야 합니다.

수술로도 노안을 극복할 수 있습니다. 백내장 수술은 혼탁한 수정체를 제거하고 인공수정체를 삽입하는 수술입니다. 일반 인공수정체를 삽입하면 원거리 또는 근거리에만 초점을 맞출 수 있기 때문에 근거리용 돋보기나 원거리용 안경이 필요합니다. 그렇지만 백내장 수술 시 최근 사용되고 있는 다초점 인공수정체를 삽입하면 안경 없이 원거리와 근거리 모두 볼 수 있습니다. 다초점 인공수정체는 일반 인공수정체보다 가격이 더 비싸고, 일반 인공수정체를 삽입한 경우에 비해 80%(정확한 수치는 아니며, 실제로 잘 느끼지 못하는 경우가 많습니다)만큼만 또렷하게 보인다는 단점도 있습니다.

FAQ 9. 망막은 기증받을 수 없나요?

● 예전에 TV 프로그램 중 '눈을 떠요'라는 프로그램이 있었습니다. 매주 방송되었던 앞이 안 보이는 환자들에게 각막을 이식하여 시력을 되찾을 수 있도록 도와주는 프로그램이었습니다. 그 프로그램이 방송된 이후 많은 안과 환자들이 본인들도 안구 이식을 받을 수 없느냐는 문의를 하셨고, 지금도 역시 그런 질문을 하시는 분들이 많이 있습니다. 결론부터 말씀드리면 안구에서 이식이 가능한 조직은 각막이 유일합니다. 그 외 안구 내 망막이나 시신경에 이상이 있는 경우 현재로서는 이식이 불가능합니다. 각막은 이식이 되는데 망막은 이식이 되지 않는 이유는 여러 가지가 있지만 가장 큰 원인은 각막과 망막의 특성 때문입니다. 각막은 방수라 불리는 눈 안에서 순환하는 체액으로부터 영양을 공급받는데, 이곳에는 혈관조직이 없기 때문에 우리가 장기 이식을 했을 때 생기는 거부반응이 매우 적게 일어납니다. 또한 투명한 상태를 유지하여 빛이 잘 통과되기만 하면 되므로 망막과 같이 전기적 신호를 주변 조직에 전달하는 등의 과정이 없습니다. 따라서 각막 이식의 경우는 창틀에 유리창을 갈아 끼우듯이 이식하는 각막을 안구의 앞쪽에 잘 유지시키면 됩니다. 그러나 망막의 경우 매우 많은 미세한 혈관 조직이 발달되어 있고, 그러한 혈관조직을 통하여 영양을 공급받기 때문에 이식된 망막의 모든 혈관이 이식받는 눈의 혈관과 온전히 연결되어야만 조직이 살아 있게 됩니다. 그러나 직경이 0.25mm도 안 되는 망막의 혈관을 인위적으로 연결하는 것은 현재까지의 의학으로는 불가능합니다. 그리고 각막은 영양용액에 보관하면 수일간 보관이 가능하여 이식될 때까지 버틸 수 있지만, 망막은 혈액 공급이 30분만 중단되어도 조직이 괴사되어 망막을 공여자에게서 떼어 낸 뒤 이식자에게 이식할 때까지 망막을 온전히 보관할 수가 없습니다. 또한 망막은 혈관이 많고, 혈액 공급이 많으므로 거부

반응이 잘 일어날 수 있습니다. 결정적으로 무엇보다 망막의 기능은 망막에 맺혀지는 영상을 전기 신호로 바꾸어 시신경으로 보내는 역할을 하는데, 이식된 망막의 신경조직과 이식받은 안구의 신경조직을 새롭게 연결할 수 있는 방법이 없습니다. 결국 망막으로 오는 영상을 전기 신호로 바꾸어 시신경에 전달할 수가 없어 현재 의료기술로는 망막을 이식할 수 없습니다. 이러한 문제를 해결하기 위하여 줄기세포를 망막세포로 분화시켜 안구 내에서 새로운 조직이 만들어지도록 과학자들이 연구를 하고 있습니다.

FAQ 10. 컴퓨터를 많이 보면 눈이 나빠지나요?

● 우리는 컴퓨터를 많이 보면 눈이 나빠진다는 말을 자주 듣게 됩니다. 실제로 컴퓨터를 장시간 사용하는 것은 눈에 어떤 영향을 주는지 알아보겠습니다.

가까이 있는 컴퓨터 모니터를 장시간 지속적으로 사용하게 될 경우, 우리의 눈은 초점을 가까이 있는 모니터에 맞추기 위해 조절을 하게 되고, 이 과정에서 눈 안에 있는 모양체라는 근육이 수축하게 됩니다. 일상생활에서는 가까이 있는 것을 보기도 하고, 멀리 있는 것을 보기도 하여, 눈이 조절 운동을 함으로써, 모양체 근육이 이완과 수축을 반복합니다. 하지만 장시간 가까이 있는 모니터를 계속 보고 있는 경우, 모양체 근육은 수축한 상태로 계속 긴장되어 있고, 이에 따라 쉽게 눈이 피로하다고 느낄 수 있습니다. 또한 '영상 단말기 증후군'이라 하여, 영상이 나오는 컴퓨터 모니터나 게임기 등을 장기간 사용하게 되면 나타나는 눈 주위의 통증, 눈이 침침해지는 현상, 두통 등 이상 증상이 있을 수 있습니다.

그리고 '우리가 눈이 나빠진다'라는 표현은 우리 눈이 가지고 있는 굴절 이상, 즉 근시나 원시로 정상인 정시에서 벗어날 때 주로 쓰게 되는데, 근시는 우리가 흔히 표현하는 '마이너스 도수' 안경을 써야 하는 경우이고, 원시는 우리가 흔히 표현하는 '플러스 도수'를 써야 하는 경우를 말합니다. 실제로 근시는 많은 연구에서 근거리 작업을 많이 하는 경우, 가까이 있는 물체를 보기 위해 많은 시간을 보내는 경우, 이에 따라 눈이 영향을 받게 되어 생기고 심해질 수 있다고 알려져 있습니다.

이외에도 컴퓨터를 장시간 집중해서 보는 경우 눈 깜박임이 줄어들고, 이에 따라 눈물이 빨리 증발되는 등 안구건조증을 유발할 수 있다는 보고도 있습니다.

현대 사회에서는 컴퓨터를 사용하는 것이 필수적인 요소가 된 만큼 사용을 피할 수 없으므로, 먼저 적절한 작업거리를 유지하고 1시간 정도 모니터를 주시하고 일을 하고 나면, 5분에서 10분 정도는 먼 산을 바라보며 눈을 쉬게 해 주고, 눈의 긴장을 풀어 주는 것이 필요합니다.

FAQ 11. 자외선은 눈에 해로운가요?

● 자외선은 우리가 눈으로 볼 수 있는 색을 가진 빛이 아닌, 우리가 볼 수 없는 파장 영역의 빛으로, 우주에서 발생하여 지구로 오는 자외선 중 대부분은 대기에서 걸러집니다. 하지만 완전히 걸러지는 것은 아니고, 일부는 결국 우리에게 오게 되는데, 이 자외선은 피부 노화의 대표적인 원인이자, 각종 피부암을 일으킬 정도로 나쁜 영향을 준다는 사실은 잘 알려져 있습니다. 보통 자외선에 대해서는 피부만 주의하면 된다고 생각하는 경우가 있는데, 피부만큼 주의를 요하는 것이 바로 '눈'입니다.

자외선은 백내장, 나이 관련 황반변성, 각막변성 등 각종 눈병을 일으키는 원인이 될 수 있습니다. 우리가 흔히 아는 백내장은 카메라로 치면 '렌즈'에 해당하는 수정체에 혼탁이 발생하여 시력을 손상시키는 병으로 가장 중요한 원인은 '노화'이지만, 그 외에도 여러 가지 원인들이 있으며, 특히 자외선의 경우 백내장의 발생을 초래할 수 있다고 알려져 있습니다.

또한 요즘에는 사람들의 기대 수명이 늘어나면서, 유병률이 증가하고 있는 나이 관련 황반변성의 경우, 자외선이 황반변성을 초래할 수 있는 것으로 알려져 있습니다. 눈 안의 망막이라는 부분에는 우리가 외부에서 들어온 빛을 처리하는 시세포와 망막색소상피세포들이 있는데, 이러한 세포들이 빛을 처리하는 과정에서, 자외선 등이 세포에 손상을 초래할 수 있고, 나아가 황반변성을 일으킬 수 있는 원인이 될 수 있습니다.

일상적인 날씨나 계절에서 매 순간 자외선으로부터 피해 다닐 수는 없지만, 자외선 노출이 많은 여름철이나 야외 활동을 하는 경우는 선글라스나 모자 등을 착용하여 과도한 자외선으로부터 눈을 보호하는 것이 필요합니다. 이때 자외선 차단이 제대로 되지 않는 선글라스를 착용하면 시야가 어두워지면서 동공이 확대되기 때문에 오히려 더 많은 자외선이 흡수될 수 있으므로, 선글라스 구입 시 반드시 'UV' 마크를 확인하고 자외선 차단율은 70% 이상, 가시광선 투과율은 30% 이상인 제품을 구입하는 것이 좋습니다.

FAQ 12. 항체 주사? 예방주사?

● 나이 관련 황반변성, 결절맥락막혈관

병증, 당뇨망막병증에 의한 황반부종, 망막혈관폐쇄 등 눈에 발생하는 여러 가지 질환들은 눈에서 비정상적으로 생기는 혈관들과 이러한 혈관들에서 새어 나오는 여러 가지 물질들이 시력에 중요한 역할을 하는 망막을 손상시켜 시력을 감소시키게 됩니다. 이러한 이상이 생기는 데는 여러 가지 원인이 있지만, 그중 최근에 대표적으로 대두되고 있는 것이 혈관내피세포 성장인자(VEGF, Vascular endothelial growth factor)입니다. 이러한 혈관내피세포 성장인자는 눈 안에서 신생 혈관의 비정상적인 발생과 관련이 있으며, 이러한 혈관들에서 여러 가지 물질들이 혈관 밖으로 새어 나오는 것과 연관이 있다고 생각되고 있습니다.

따라서 현재 위에서 언급된 여러 가지 질환에 '항체 주사'라는 치료방법이 쓰이고 있습니다. 여기서 '항체'는 혈관내피세포 성장인자를 억제시키는 약제를 일반인들이 이해하기 쉽게 사용하는 말이고, '주사'는 눈 안으로 직접 약을 주사하기 때문에 붙여진 이름입니다. 즉, 눈 안에 비정상적으로 늘어난 혈관내피세포 성장인자를 억제하기 위하여 안구 내에 약물 주사를 하는 경우를 말합니다. 이렇게 눈 안에 '항체 주사'를 하게 되면 혈관내피세포 성장인자를 억제하여, 비정상적인 신생 혈관의 성장을 억제하고, 여러 가지 물질들이 혈관 밖으로 새어 나오는 것을 줄일 수 있습니다.

안구 내 주사를 하기 전에 정확한 진단은 필수입니다. 이상 증상을 느낀 환자는 안저검사, 형광 안저 혈관 조영술, 인도시아닌그린 혈관 촬영, 빛간섭단층촬영 등 검사를 하게 되고, 이러한 검사 결과를 바탕으로 안과 의사의 판단에 의해 병과 상태에 따라 '항체 주사' 치료 여부를 결정합니다.

현재 알려진, 흔히 사용되는 항체 주사의 약제 종류에는 루센티스(Ranibizumab), 아바스틴(Bevacizumab), 아일리아(VEGF trap) 등이 있습니다. 이러한 약제의 주사는 일정한 간격으로 시행되는데, 필요한 주사 횟수는 각 질환에 따라 다르고, 개개인의 치료 효과에 따라 다를 수 있어 정확히 정해진 것은 없습니다. 또한 각 약제마다 눈 안에서 효과가 유지되는 기간이 다르기 때문에 주사를 맞는 일정은 질환과 개개인의 상태에 따라 달라질 수 있습니다. 예를 들어 루센티스의 경우, 연구에 따르면, 눈 안에 주사를 하였을 때 효과가 유지되는 기간은 약 1달인 것으로 알려져 있으며, 일반적으로 나이 관련 황반변성의 경우 안구 내 항체 주사는 3회 이상의 주입이 필요할 수 있습니다. 아일리아의 경우는 2달에 1회 주사가 가능하여, 주사 횟수가 줄어드는 장점이 있지만 이러한 여러 가지 약의 효과에 대해서는 지속적인 연구가 진행 중입니다.

안구 내 주사는 눈 안에만 약을 주입함으로써 약에 의한 부작용을 최소화할 수 있는 방법으로 거의 100년 전부터 다양한 질환에 시행된 치료법입니다. 일반적으로 감염 예방을 위해 눈 주위를 깨끗이 소독하고 주사하게 됩니다. 특별한 사항이 없으면 주사 전 동공을 확대시키는 안약과 눈 표면을 마취시키는 안약을 눈에 넣습니다. 이후 가는 주사침을 이용해서 눈에 직접 주사하고, 눈 안으로 약제를 주입하게 됩니다.

주사 후 발생 가능한 부작용으로는 주사 후 흰 눈동자(결막)에 피가 생기는 결막출혈, 가벼운 눈의 통증, 날파리증(비문증) 등이 생길 수 있으며, 드물지만 눈 안에 세균이 감염되는 안내염, 망막이 떨어지는 망막박리, 일시적으로 발생 가능한 홍채염, 포도막염, 안압 상승, 안압 저하, 눈 속 출혈, 백내장 등이 있을 수 있습니다.

대개 주사는 입원이 필요 없고, 별문제 없이 눈 안에 주사가 끝난 환자의 경우 집으로 가서 지낼 수 있습니다. 특별한 주의 사항은 없지만, 눈을 비비지 않는 것이 좋고, 눈에 통증이 있거나, 이물감이 들거나, 눈의 충혈이 심해지거나, 시력이 떨어지는 증상이 생긴다면 바로 진료를 받아 보는 것이 좋습니다.

FAQ 13. 백내장? 녹내장?

● 백내장과 녹내장은 글자 하나만 다르다는 이유로 많은 분들이 혼란스러워 하는 병입니다. 그러나 백내장과 녹내장은 완전히 다른 병으로 쉽게 요즘 많이 쓰고 계시는 디지털카메라를 예로 들었을 때, 백내장은 디지털카메라의 렌즈가 낡아 뿌옇게 변하는 것이고, 녹내장은 디지털카메라에서 얻은 영상을 저장 매체로 옮기는 역할을 하는 연결 부위가 손상을 당했다고 생각하면 되겠습니다.

백내장은 눈 안의 수정체에 생기는 질환입니다. 수정체란 카메라로 치면 렌즈에 해당하는 눈의 일부로, 백내장이 생긴 수정체는 혼탁해져서, 이로 인해 시야가 흐려지고, 시력이 저하되는 증상을 유발할 수 있습니다. 일반적으로 대부분의 백내장은 노화와 관련하여 주로 발생하며 아직 원인이 정확히 밝혀져 있지는 않습니다. 매우 다양한 원인 가운데, 백내장 발생의 가장 주요한 원인은 노화로 인한 변성으로 생각하고 있습니다. 그 외 백내장이 발생하는 이유로는 눈을 다치거나, 안과 수술을 받은 적이 있거나, 포도막염 등의 눈 안의 염증으로 인해 발생하는 경우, 또는 스테로이드 등의 특정 약물의 복용력과 관련하여서도 백내장이 발생하거나 그 진행이 심해질 수 있습니다.

백내장으로 인한 수정체의 혼탁을 원래의 투명한 상태로 회복시키기란 불가능합니다. 백내장에 관련한 약물 치료에 대하여 많은 연구들이 진행되었고 사용하고 있지만, 그 치료에 대한 확실한 효과는 인정받지 못하고 있습니다. 백내장의 궁극적인 치료는 수술이며, 혼탁이 진행된 수정체를 적출하고 인공수정체를 삽입하는 수술을 시행하게 됩니다. 최근에는 난시 교정 인공수정체와 다초점 인공수정체 등이 개발되면서 백내장 수술과 함께 노안과 난시, 근시 역시 교정할 수 있게 되었으며, 수술방법과 기구의 발달로 수술과정과 시간이 간소화되었습니다.

백내장의 수술시기는 그 진행과 관련이 있으나, 심하게 진행된 정도가 아닌 경우 대부분 환자의 주관적인 증상에 따라 백내장으로 인한 불편을 느끼고 시력이 유의하게 떨어질 경우 고려하게 됩니다. 한국 사람을 대상으로 진행한 역학조사 결과 60세가 넘으면 백내장 유병률이 현저하게 증가하는데, 백내장은 서서히 진행하는 병으로서 그로 인한 시력 저하를 뚜렷하게 느끼지 못하는 경우가 많으므로 50대 이상 성인의 경우 1년에 한두 차례 정기 검진 차원에서 안과 진료를 받아 보는 것이 좋습니다.

녹내장은 실명을 초래할 수 있는 병 중 하나로, 적절히 치료하지 않으면 비가역적인 눈의 시신경 손상을 유발할 수 있는 질환입니다. 녹내장은 일반적으로 '눈의 압력, 즉 안압이 높아서 생기는 병'으로 알려져 있습니다. 과거에는 정상보다 높은 안압과 이로 인해 눈의 시신경의 손상과 시야 장애를 보이는 질환으로 녹내장을 이해하였지만 현재는 높은 안압 이외에도 다양한 원인들이 관여해 있다는 사실들이 밝혀지고 있습니다. 실제로 최근에는 안압이 높지 않음에도 불구하고, 시신경 및 시야 손상이 생기는 정상안압녹내장도 많이 늘어나고 있는 추세입니다.

안압 수치만으로 간단히 진단하기는 힘들고, 시야검사와 시신경검사 등 여러 가지 정밀 검사를 통해야 하며, 시간에 따른 시신경의 변화 등도 고려해야 하기 때문에 조기 검진과 관리가 중요한 질병임에도 불구하고 진단이 까다로운 질환입니다. 녹내장의 발병 위험은 나이가 들수록 증가하게 되며 가족 중에 녹내장이 있었거나, 유전적인 원인이 있을 때 발병 위험성이 증가하는 유전성을 보입니다. 그 외에도 수면무호흡이나 심혈관계, 갑상선 질환을 갖고 있는 경우도 녹내장과 연관성이 있을 수 있다고 알려지고 있어, 정기적인 안과 검진을 통해 눈의 이상을 찾아내는 것이 좋습니다.

녹내장으로 진단되면 안압이 정상 범위에 속하는 경우에도 안압을 낮추는 치료를 받게 됩니다. 안압 조절에서는 안압약을 사용하는 것이 현재 가장 널리 쓰이고 있는 치료방법으로 당뇨병 환자가 혈당강하제를 복용하듯 평생 관리하여 녹내장의 진행과 악화를 방지하는 것이 치료의 목표라고 할 수 있습니다. 적절한 안압약 사용에도 안압 조절이 되지 않거나 안압을 더 내릴 필요가 있을 경우 녹내장 전문의와 상의하여 안압을 낮추기 위한 수술적 치료를 고려하게 됩니다.

FAQ 14. 눈이 뻑뻑해요. 안구건조증은 왜 생기나요? 치료는 어떻게 하나요?

● 눈물은 눈의 표면을 균일하게 하여 우리가 보고 있는 사물이나 영상이 눈 안의 망막으로 전달되는 과정에서 중요한 역할을 하며, 눈 표면의 노폐물이나 이물을 물리적으로 세척하는 효과를 갖고 있습니다. 뿐만 아니라 눈의 각막에 필요한 영양을 공급하는 공급원이기도 하며 항균작용까지 갖춘 눈의 표면에 필수적인 물질입니다.

안구건조증은 눈물의 생성이 부족하거나, 적절하게 분비는 되지만 증발이 너무 많이 되어 발생하기도 합니다. 눈꺼풀 틈새 사이로 노출된 각막과 결막 부분이 건조해지면 눈알의 표면이 손상되고 이로 인해 눈에 무엇이 낀 듯하게 침침하고, 무언가 들어가 있는 느낌이 드는 등 건조한 증상을 느끼게 됩니다. 요즘에는 컴퓨터 작업이나 핸드폰 작업 등이 일상화되어 안구건조증을 호소하는 환자들이 늘고 있으며, 건조증이 심할 경우는 우리 피부가 건조해지면 거칠어지고 상하듯이, 눈의 각막 표면이 손상됨으로써, 일시적인 시력 저하도 일으킬 수 있고, 매우 심한 경우에는 영구적인 각막 손상까지도 있을 수 있습니다. 주위 환경과 계절적인 원인도 중요한 인자인데, 덥고 습한 여름철에 비하여 찬바람이 불고 건조한 겨울철에 건조 증상은 악화됩니다. 안구건조증은 안과 진료를 찾는 가장 흔한 원인 중 한 가지로, 아주 흔하게 진단되는 안과적 질환입니다.

안구건조증을 진단하기 위해서는 눈물이 얼마나 분비되는지, 눈 표면의 눈물막이 파괴되는 데 얼마의 시간이 걸리는지 등을 측정하고 검사하게 되며, 안구건조증으로 인한 각막과 결막의 손상 정도를 확인하게 됩니다. 안구건조증의 치료는 쉽게 우리 눈을 보습해 주는 것부터 시작한다고 생각하면 되겠습니다. 먼저 인공누액(인공눈물)을 눈에 넣은 것으로 눈물 보충을 해 줌으로써 치료를 시작하는데, 심하지 않은 안구건조증 환자는 적절한 인공누액을 눈에 넣어서 증상의 호전을 기대할 수 있습니다. 인공누액은 일반적으로 건성안을 원인적으로 치료하여 재발 없이 완치를 이루는 치료 기능보다는, 부족하거나 불안정한 눈물막에 보존적으로 사용할 수 있는 눈물 보충제로서 충분한 기간, 충분한 횟수로 눈에 넣어야 합니다. 인공누액도 성분이나 농도 등 여러 가지 종류가 있어, 무작정 한 가지 인공누액을 사용하기보다는 안구건조증의 원인과 상태에 따라 다른 종류와 다른 기전의 인공누액을 사용할 수 있으며, 이는 그때그때 눈 상태에 따라 안과 의사가 판단합니다. 이외에 안구건조증이 동반된 눈꺼풀의 염증이나 결막염에 기인하여 치료되지 않거나 악화되는 경우도 있어 항염증작용을 하는 약을 쓰기도 하며, 단순히 눈물을 보충한다기보다 전체적인 상태를 보고 처방해야 하기 때문에 안구건조증은 안과 의사의 진료 후 약을 적절하게 처방받는 것이 중요합니다. 또한 드물지만 쇼그렌증후군 등 류마티스 질환을 앓고 있어 눈물의 생성이 정상인에 비하여 극도로 부족한 환자분들의 경우 눈물이 내려가는 구멍을 막는 치료도 병행합니다. 안구건조증은 보통 남자보다는 여자에게 흔하며, 연령이 증가할수록 유병률이 증가하는 경향을 보이지만, 매우 흔한 질환으로 남녀노소 누구에게나 발생할 수 있으며, 최근 시력 교정 수술의 시행 빈도가 늘어나며 건조 증상을 호소하는 비율이 증가하고 있습니다. 흔한 질환이지만 건조 증상으로 인한 불편감은 일상생활의 질에 큰 영향을 미칩니다.

안구건조증은 흔하고 증상이 보통 오래 지속되고 재발하는 경우가 많습니다. 이러한 안구건조증은 적절한 인공누액의 처방으로 증상의 완화를 기대할 수 있고, 필요한 경우 다른 안약과의 병합 사용 또는 눈물구멍 막기 등과 같은 치료를 병행해야 하는 경우도 있으며, 동반된 결막염이나 눈꺼풀의 염증 역시 같이 치료해야 하는 질환입니다. 가습기의 사용이나 안경의 착용 등 생활습관의 변화까지 다각적인 치료를 고려해야 하는 질환으로 증상이 있는 경우 안과 진료를 받는 것이 바람직합니다.

FAQ 15. 다래끼는 왜 생기나요? 치료는 어떻게 하나요?

● 정상적으로 눈꺼풀의 안쪽과 눈썹의 모낭에 해당하는 부위의 피부에 피지샘이 존재하는 것과 마찬가지로, 지질 성분을 생성하여 배출하는 '마이봄샘'과 '짜이스샘'이 있습니다. 이 기관은 눈꺼풀 표면에 지질 성분을 배출하는데, 이 지질 성분이 눈물막의 구성 성분이 되며, 눈물막의 안정성을 높여 주고 안구를 윤활시켜 주는 역할을 합니다. 다래끼는 마이봄샘과 짜이스샘에 문제가 생기는 질환으로 발병 원인은 감염성 원인과 비감염성 원인, 두 가지로 나뉩니다. 감염성 원인은 마이봄샘과 짜이스샘에 세균이 감염되는 경우로, 샘의 위치에 따라 겉다래끼와 속다래끼로 분류할 수 있습니다. 비감염성 원인으로는 세균 감염이 동반되지 않았지만 마이봄샘의 입구가 막히면서 피지가 안구 표면으로 분비되지 못하고 눈꺼풀과 주위의 연부 조직으로 분비되면서 염증을 일으켜 발생합니다.

두 경우 모두 증상과 치료는 비슷합니다. 다래끼 발병 초기에는 눈꺼풀이 붓고 동통이 생기며, 발적을 유발하게 됩니다. 이때는 항생제 안약과 항생제 연고를 사용하여 세균의 증식을 막고 따뜻한 찜질을 해 주어 샘의 입구를 열고 피지나 고름의 분비를 유도합니다. 이러한 1–2주간의 보존적인 치료에도 다래끼가 소실되지 않고 만성적으로 낭종을 형성하면, 동통과 발적 등의 증상은 완화되지만, 콩 모양의 덩어리가 눈꺼풀에 생겨 만져지는 상태가 됩니다. 이 상황에서는 항생제와 따뜻한 찜질은 더 이상 큰 효과가 없으며 형성된 덩어리를 절개하여 내용물을 긁어내는 치료를 하게 됩니다.

드물지만 다래끼가 형성될 때 급성 염증이 심하게 진행하는 경우 염증이 눈꺼풀을 넘어 주변의 연부조직에도 퍼질 수 있으며 연조직염을 유발할 수 있습니다. 연조직염으로 진행한 경우, 입원하여 전신적 항생제(정주) 치료를 해야 하며, 형성된 고름의 범위가 넓은 경우, 수술로 절개 및 고름을 배출하기도 합니다.

다래끼 발생을 예방하기 위해서는 눈꺼풀의 위생상태가 중요하지만 비감염성 원인으로 눈꺼풀 샘의 입구가 막히면서 피지가 쌓여 생기는 경우도 있어, 재발을 근본적으로 막기는 어렵습니다. 다래끼는 초기 염증기부터의 관리가 중요하며, 드물지만 연부조직염 등으로 진행할 수 있고, 낭종 형성 시 적절한 절개와 배농을 시행하여야 흉이 적게 남으므로 증상이 있을 경우 안과 진료를 받는 것이 바람직합니다.

FAQ 16. 원시? 난시? 근시? 가 무엇인가요?

● 많은 분들이 혼란스러워 하는 단어 중 원시와 근시가 있습니다. 원시란 멀 '원(遠)'과 보일 '시(視)' 자를 써서 '먼 곳이 보인다'라는 뜻이고, 근시는 가까울 '근(近)'과 보일 '시(視)' 자를 써서 '가까운 곳이 보인다'는 뜻입니다. 이 두 가지가 상반된 뜻을 가지고 있습니다. 또 자주 들어 보는 단어 중

난시는 어지러울 '난(亂)'과 보일 '시(視)' 자를 써서 밖에서 들어오는 광선이 눈의 한 곳에 정확히 맺히지 않는다는 의미입니다.

우선 우리가 흔히 '눈이 나쁘다', '나빠진다'고 할 때 얘기하는 근시에 대해 먼저 알아보겠습니다. 흔히 '칠판 글씨가 잘 안 보인다', '멀리 있는 간판이 잘 안 보인다'라고 하면 근시가 있는 것입니다. 즉, 근시는 먼 곳은 잘 보이지 않고 가까운 곳은 잘 보이는 것을 의미하며, 먼 곳을 보기 위해서는 안경을 쓰거나, 눈을 찡그리면 더 잘 보이기도 합니다. 밖에서 들어오는 영상이 망막의 시력 중심부에 해당하는 황반이라는 부위에 맺히지 못하고, 망막 앞 부분에 맺히게 되어 발생합니다. 근시는 카메라의 렌즈에 해당하는 눈의 수정체가 굴절률이 크거나, 눈의 길이, 즉 안구가 상대적으로 클 때 나타나게 됩니다. 이런 경우, 시력을 교정하기 위해서 안경으로 오목렌즈를 처방해 주게 됩니다. 오목렌즈로 안경을 만들어 착용하면, 외부로부터 오는 사물의 영상이 원래 눈에 맺히던 위치보다 더 뒤에, 시력의 중심부에 맺히게 되어 상이 더 또렷해집니다. 보통 흔히 "나는 마이너스 2야, 나는 마이너스 5야"라고 할 때 마이너스 2와 마이너스 5는 그 사람의 눈에서 초점을 망막에 정확히 맺히게 하는 데 필요한 오목렌즈의 도수입니다. 따라서 많은 분들이 얘기하는 "내 시력은 마이너스 2야"라는 표현은 틀린 표현으로, 이는 필요한 안경 도수를 의미합니다.

원시는 근시와는 반대로 눈으로 들어온 물체의 상이 망막에 맺히지 못하고 안구보다 더 뒤에 맺히는 경우를 의미합니다. 원시라는 말에서 보면 멀리 있는 것은 그럼 잘 보이는지 의문이 들 수 있는데, 원시의 정도가 심한 경우는 멀리 있는 것도, 가까이 있는 것도 보기가 매우 힘들 수 있습니다. 이런 경우 근시와 마찬가지로 안경으로 교정을 해 주어야 하는데, 이때는 안경에 볼록렌즈를 처방합니다. 흔히 잘 혼동하는 말이 '노안'입니다. 이는 원거리가 어떻게 보이느냐와 상관없이, 가까이 있는 물체가 보기 힘들어지는 현상입니다. 수정체는, 멀리 볼 때는 얇아지고, 가까운 곳을 볼 때는 두꺼워지는데 이를 조절이라고 합니다. 노안은 나이가 들면서 수정체의 탄력이 없어지게 되고, 그로 인한 조절력이 감소함에 따라 근거리 작업에 어려움이 생기는 것을 의미합니다. 가까운 곳을 볼 때 힘들어지며, 이러한 조절력을 도와주는 돋보기를 사용하면 증상이 호전될 수 있습니다. 어린이의 경우도 원시가 올 수 있는데, 눈을 찡그려서 본다거나, 눈이 안으로 몰려 보이는 내사시가 있다거나, 신체검사에서 우연히 발견되어 오는 경우가 많습니다. 경도의 원시는 눈의 조절력이 충분할 경우 특별한 증상이 없으나 원시가 심해질 경우 멀리 볼 때, 이를 보상하기 위하여 눈이 조절을 하기 위해 노력을 하게 되고, 심한 경우는 '조절 눈 피로'라 하여 눈의 통증, 두통, 시력 저하, 눈의 충혈 등이 나타납니다. 과도한 조절로 인해 눈 모임이 증가되면 눈이 안으로 몰리는 내사위 또는 내사시도 생길 수 있습니다.

난시는 굴절력이 모든 방향에 걸쳐 동일하지 않아 눈으로 들어온 광선이 한 점에서 초점을 맺지 못하고 두 점 이상의 초점을 가지게 되는 것을 의미합니다. 난시는 심하지 않은 경우에는 안경으로 조정을 하지 않아도, 시력에 크게 영향이 없을 수 있습니다. 하지만 난시가 어느 정도 이상이 되면, 일반 구면렌즈로 된 안경으로는 시력 교정에 한계가 있을 수 있고, 이때는 난시를 교정하기 위해 환자의 난시상태에 따라 난시 교정용 원주렌즈를 추가할 수 있습니다. 난시가 매우 심한 경우에는 안경으로는 시력 교정에 한계가 있을 수 있는데, 이런 경우는 눈의 각막에 다른 질병이나 이상이 있는지 확인이 필요합니다. 때에 따라 난시가 심한 경우 원추각막이나 다른 각막의 이상증이 원인일 수도 있습니다. 따라서 안경을 맞출 때는 눈의 도수 검사를 하는 것도 중요하지만 눈의 전체적인 상태를 확인하는 것도 중요합니다.

FAQ 17. 눈의 검은 동자에 흰 살이 자라나요

● 눈 안쪽에 일반적으로 '흰자'라고 부르는 결막에서 흰 살이 자라서 각막 경계를 벗어나 검은 동자를 향해 혈관이 풍부한 섬유조직이 삼각형 모양, 날개 모양으로 자라나는 질환을 군날개 또는 익상편이라고 합니다. 주로 일반적으로 '검은자'라고 부르는 각막의 코 쪽에서 많이 발생하지만 귀 쪽 또는 양쪽 모두에 발생하기도 합니다.

군날개가 생기는 이유는 확실하게 밝혀지지는 않았으나 야외에서 많은 시간을 보내는 사람에게서 주로 발생하는 것으로 보아 자외선, 바람과 먼지의 자극 등 환경적인 요인 때문으로 생각되고 있습니다. 대부분의 환자들은 미용적인, 외관상의 이유로 "검은 동자에 흰 살이 자라나요"라고 말하며 안과를 찾는 경우가 많으며, 대개는 증상이 없습니다. 하지만 군날개로 인해 조직이 자극되어 충혈이나 자극감이 있을 수 있고, 각막 중심부로 많이 자라날수록 각막이 눌리면서 난시가 증가하거나 동공을 가려 시력 저하를 일으킬 수 있으며, 아주 심한 경우에는 안구 운동 제한까지 발생할 수도 있습니다. 그러나 각막 안으로 많이 자라나지 않는다면 실명하지는 않습니다.

군날개는 초기에, 크기가 작은 경우에는 전혀 치료가 필요하지 않습니다. 충혈이 있거나 이물감 같은 자극 증상이 있을 경우 눈에 인공누액을 넣으면 도움이 됩니다. 근본적인 치료는 수술로, 군날개 제거 수술은 외관상 하얗게 보이는 것을 제거하기 위한 미용상의 이유로 하는 경우도 있지만, 대부분 시력 장애가 나타나거나 나타날 위험성이 높을 때 시행하게 됩니다. 또한 군날개가 너무 커서 안구 운동 장애가 발생하거나 시력을 떨어뜨리는 경우에도 수술이 필요합니다.

군날개 제거 수술은 보통 부분마취하에 각막과 결막을 덮고 있는 조직을 제거합니다.

병변이 매우 큰 경우나 재수술의 경우 등 재발이 잘 됩니다. 예방하는 방법이 따로 특별하게는 없으나 햇빛, 먼지, 바람 등으로부터 눈을 보호하기 위해 보안경 및 선글라스를 착용하는 것이 도움이 됩니다.

FAQ 18. 가만히 있어도 자꾸 눈물이 나요? 눈에 이상이 생긴 걸까요?

● 눈물은 눈의 표면을 균일하게 하는 광학적으로 중요한 역할을 하며 눈 표면의 노폐물이나 이물을 물리적으로 세척하는 효과를 갖고 있습니다. 뿐만 아니라 각막에 필요한 영양을 공급하는 공급원이기도 하며 항균작용까지 갖추고 있어 눈의 표면에 필수적인 체액 성분입니다.

눈물 흘림 증상은 실제로 안과 진료를 받는 매우 흔한 원인 중 하나로 여러 가지 원인이 있을 수 있습니다. 눈물은 눈물샘에서 생성되어 눈꺼풀 안쪽의 관을 통해 눈알 표면의 각막과 결막으로 분비되며 윗눈꺼풀과 아랫눈꺼풀의 안쪽에 위치한 눈물이 빠져나가는 눈물구멍(누점)을 통해 눈물관(누관)으로 배출되어 코 내부의 공간으로 분비됩니다. 눈물 흘림 증상은 이러한 눈물의 분비에서 배출까지의 경로에 문제가 생길 경우 유발될 수 있습니다. 눈물구멍이 폐쇄되거나 눈물구멍 이하의 눈물관에 협착이 생기면 원활한 눈물 배출에 장애가 생기고 배출되지 못한 눈물은 각막과 결막의 표면에 고여 증상을 유발합니다. 이러한 경우 적절한 검사를 통해 폐쇄 부위를 찾게 되며 간단한 시술부터 눈물관의 협착이나 폐쇄를 해결하기 위한 수술적 치료까지 다양한 치료방법을 모색하게 됩니다.

그러나 눈물이 고이고 흐르는 모든 환자가 눈물 배출 경로에 문제가 생긴 것은 아닙니다. 실제로 눈물이 자꾸 나는 증상으로 안과 진료를 받는 환자들 중 배출 경로가 정상인 경우도 많습니다. 이러한 경우 눈물의 과도한 분비가 원인인 경우가 흔하지만, 다양한 원인에 의해 발생하며 치료 역시 다각적으로 이루어져야 합니다. 눈물의 과도한 분비를 일으키는 흔한 원인으로는 안구건조증이 있습니다. 눈물이 적거나 증발이 빨리 되어 안구 표면이 건조하여 자극 증상이 있는 환자의 경우 오히려 반대로 눈이 시리거나 아프기 때문에 눈물의 분비가 많아지게 되며, 배출 경로에 이상이 없지만 눈물이 자꾸 흐르는 증상을 경험하게 됩니다. 특히 찬바람이 불고 건조한 겨울에 증상의 악화가 있을 수 있으며, 실내에 있거나 덥고 습한 여름에는 증상이 완화되는 특징이 있습니다. 또 다른 흔한 원인으로는 눈썹이 눈을 찌르는 경우입니다. 눈꺼풀 속말림 등이 있어 속눈썹이 안구 표면을 지속적으로 자극하는 경우 마찬가지로 눈물의 분비가 많아지며 눈물이 나는 증상을 유발할 수 있습니다. 특히 연령이 증가하면 건성안이 심해지거나, 눈꺼풀이 처지고 주름이 지는 경우 위와 같은 증상이 더 빈번히 유발됩니다.

눈물 흘림 증상은, 그 원인 질환에 따라 건성안이나 기타 안구에 통증이나 자극을 유발할 수 있는 결막염, 각막의 상처가 동반된 경우 '눈의 이상'을 시사하기도 합니다. 하지만 눈물이 나는 증상에 대한 원인은 위와 같이 눈물의 정상적인 배출 경로에 문제가 생기는 경우부터 눈물의 분비가 증가하는 원인 질환이 동반된 경우까지 다양하며, 원인에 따라 치료가 다르지만, 눈물구멍이 막힌 경우는 눈물구멍을 넓혀 주는 시술을 하기도 하고, 아예 눈물관이 막힌 경우나, 눈물관의 눈물 배출 기능이 떨어져서 눈물이 내려가지 않는 경우, 이차적으로 새로운 눈물관을 만들어 주는 수술을 하기도 합니다. 몇 가지 원인을 복합적으로 갖고 있는 환자도 많기 때문에, 증상이 있는 경우 안과 전문의를 만나 상담을 받는 것이 좋습니다.

참고문헌

ACCORD Study Group & ACCORD Eye Study Group (EY Chew, WT Ambrosius, MD Davis, RP Danis, S Gangaputra, CM Greven, L Hubbard, BA Esser, JF Lovato, LH Perdue, DC Goff Jr, WC Cushman, HN Ginsberg, MB Elam, S Genuth, HC Gerstein, U Schubart, LJ Fine). "Effects of medical Therapies on retinopathy progression in type 2 diabetes." *N. Engl. J. Med.,* 363(2010) : 233–244.

Callanan, DG, S Gupta, DS Boyer, TA Ciulla, MA Singer, BD Kuppermann, CC Liu, XY Li, DA Hollander, RM Schiffman, SM Whitcup; Ozurdex PLACID Study Group. "Dexamethasone intravitreal implant in combination with laser photocoagulation for the treatment of diffusediabetic macular edema." *Ophthalmology,* 120(2013) : 1843–1851.

Chopra, V, R Varma, BA Francis, et al. "Type 2 diabetes mellitus and the risk of open–angle glaucoma. The Los Angeles Latino eye study." *Ophthalmoogy,* 115(2008) : 227–232.

Diabetic Retinopathy Clinical Research Network (DRCR.net), RW Beck, AR Edwards, LP Aiello, NM Bressler, F Ferris, AR Glassman, EHartnett, MS Ip, JE Kim, C Kollman. "Three–year follow–up of a randomized trial comparing focal/grid photocoagulation and intravitreal triamcinolone for diabetic macular edema." *Arch Ophthalmol,* 127(2009) : 245–251.

Diabetic Retinopathy Clinical Research Network, MJ Elman, LP Aiello, RW Beck, NM Bressler, SB Bressler, AR Edwards, FL Ferris 3rd, SM Friedman, AR Glassman, KM Miller, IU Scott, CR Stockdale, JK Sun. "Randomized trial evaluating ranibizumab plus prompt or deferred laser or triamcinolone plus prompt laser fordiabetic macular edema." *Ophthalmology,* 117(2010) : 1064–1077.

Flynn, HW Jr, WE Smiddy. *Diabetes and ocular disease: past, present, and future therapies.* San Francisco, CA : AAO, 2000.

Hayreh SS. "Neovascular glaucoma." *Prog Retin Eye Res,* 26(2007) : 470–485.

Nakamura, M, AKanamori, A Negi . "Diabetes mellitus as a risk factor for glaucomatous optic neuropathy." *Ophthalmologica,* 219(2005) : 1–10.

Photocoagulation for diabetic macular edema. "Early Treatment Diabetic Retinopathy Study report number 1." Early Treatment Diabetic Retinopathy Study research group. *Arch Ophthalmol,* 103(1985) : 1796–1806.

Sohn, HJ, DH Han, IT Kim, IK Oh, KH Kim, DY Lee, DH Nam. "Changes in aqueous concentrations of various cytokines after intravitreal triamcinolone versus bevacizumab for diabetic macular edema." *Am J Ophthalmol,* 152(2011) : 686–694.

The Diabetes Control and Complications Trial Research Group. "The effect of intensive treatment of diabetes on the development and progression of long–term complications in insulin–dependent diabetes mellitus." *N. Engl. J. Med.,* 329(1993) : 977–986.

김용연, 황영훈. 《녹내장의 모든 것》. 고려대학교출판부, 2009.

한국녹내장학회. 《녹내장》. 개정5판. 최신의학사, 2012.

대한당뇨병학회. http://www.diabetes.or.kr/general/food/index.php

대한영양사협회. http://www.dietitian.or.kr/

대한의사협회. https://www.kma.org/index/index.php

찾아보기

1형 당뇨병 102–103, 198–199
2형 당뇨병 102–103, 198–199
3D TV 47
3D 영상 47–48

ㄱ

경성삼출물 110–111, 114
고도근시 97
고지혈증 197
고혈압 197
국민건강영양평가 11, 15
군날개 223
근시 35, 95–97, 205–206, 220–221

ㄴ

난시 220–222
낭포황반부종 143
노안 207–208
녹내장 151, 153–154, 156–158, 160–161, 164–166, 168–171, 202, 215–217
녹내장 수술 166–169
녹내장 증상 157
눈꺼풀떨림 94–95
눈꺼풀연축 94–95
눈물 217–218, 224–225
눈물관 224–225
눈 운동 201–202

ㄷ

다래끼 219–220
다초점안경 208
단위 수 180
당뇨망막병증 51, 53–57, 59, 61
당뇨병 31, 38–39, 42
당뇨병성 백내장 129, 131, 133
당뇨병성 신증 204
당뇨황반병증 31, 34, 38
당뇨황반부종 200
당화 혈색소 196
돋보기 207–208

ㄹ

레이저광응고술 87, 89, 147
레이저 치료 58–59, 61–62
레이저홍채절개술 168–169
루센티스 213–214

ㅁ

마이너스 시력 205
마이봄샘 219
막대세포 32–33
말기 신부전 204
망막 31–39, 76–80, 82–88, 90–93
망막박리 87, 90, 92–93, 124–125
망막 앞 출혈 111, 113–114, 121
망막출혈 110, 114

망막혈관폐쇄증 122–123
맥락막 78–80, 93
면화반 89–90, 111, 114
모빌 66
미세 절개 백내장 수술 200
미세혈관꽈리 84, 88
미세혈관류 110, 114–115, 117–119
미숙아 146–147
미숙아망막병증 146–148

ㅂ

배경망막병증 88
백내장 37–38, 42–43, 82, 127, 129, 130–131, 133–143, 145, 199, 200, 202–203, 212, 215–216
범망막광응고술 135, 143
복시 203
비문증 124–125
비증식당뇨망막병증 86, 88, 90, 102, 110–111, 113–115, 134–135, 141

ㅅ

산동 105, 107–109
산란광 45–46
삼출물 85, 89
색 26–28
색각이상 26
색맹 25–26
색약 25
선글라스 212
수정체 129, 131–134, 136–138, 140, 142, 215
시세포 77, 85
시신경 77–78, 80, 91, 153–158, 166, 168, 170, 216
시야검사 157, 161, 163–164, 166
식이 175, 177–178, 180, 182
식품교환표 178, 180
신생 혈관 39, 41–43, 105, 111–115, 118–119

ㅇ

아기 66–68
아폴로눈병 183–184
안경 205–207
안구건조증 217–219, 225
안구 이식 209
안내염 145
안압 153–161, 164–166, 168, 170
안저검사 102–103, 106–111, 115, 118–119
염주정맥 90, 110, 114
운동 요법 178
원뿔세포 32–34
원시 35–36, 206–207, 220–222
유두혈관신생 91
유리체 78, 92, 132, 139–140, 142–143
유리체절제술 42–43, 135, 140, 142, 145
유리체출혈 37, 39–43, 92–93, 111–114, 121, 203
유병률 12, 15
유전 198–199
유행성각결막염 183–184
익상편 223
인공누액 218–219
인공수정체 135–138, 141, 144

인슐린 13, 20
입체시 47
입체 영상 47–48

ㅈ

자외선 211–212
적록색맹 25–26
정기 검사 101–102
정맥고리 90
정시 35
주변혈관신생 91
주사 치료 87, 92–93
증식당뇨망막병증 31, 34, 38–43, 86–89, 91–92, 102, 110–111, 113–115, 134–135, 141–143
짜이스샘 219

ㅊ

초음파 유화술 136–137, 200

ㅋ

컴퓨터 210–211

ㅌ

투석 204–205
특수 영상 47

ㅍ

포도막 78
포도막염 148–150
플루오레세인 115–117

ㅎ

항체 주사 212–214
혈관내피(세포)성장인자 39, 86–87
혈관 주위 세포 84–085
혈당 관리 196
혈당 조절 177–178, 181–182
혈액순환 181–182
혈액순환개선제 181
형광안저촬영 115–119
황반 31, 35, 51, 54–55, 58–59, 61–62, 80, 93, 107–109, 119
황반부종 49, 57, 59, 88, 90, 102, 111, 119, 134–135, 139–140, 143
후낭혼탁 143–145
후발백내장 144
후유리체박리 111–113

대표저자

허 걸

고려대학교 의과대학 졸업

고려대학교 의과대학 대학원 박사

하버드 의대 부속 Massachusetts Eye & Ear Infirmary 망막 분야 연수

현 고려대학교 의과대학 안과 교수

대한안과학회 총무이사 역임

한국 임상시각전기생리학회 총무이사 역임

한국 망막학회 회장 역임

식약청 중앙 약사 심의위원 역임

민주화 운동 피해자 보상위원회 장애판정 분과위원

건강보험 심사평가원 서울지원 안과 전문위원 역임

한국연구재단 심사위원 역임

망막학 발전재단 이사

필진

김상균 고려대학교 의과대학 안과

김성우 고려대학교 의과대학 안과

김　수 밝은내일안과

김영호 고려대학교 의과대학 안과

김지택 중앙대학교병원 안과

김형석 김안과병원

남동흔 가천대학교 길병원 안과

안소은 고려대학교 의과대학 안과

양선모 포천연세안과

오인경 원광대학교 산본병원 안과

오재령 고려대학교 의과대학 안과

오종현 동국대학교 일산병원 안과

유창열 맑은눈안과

윤철민 고려대학교 의과대학 안과

이규철 한빛안과

조성원 김안과병원

한헌승 밝은미래안과

당뇨 환자의 눈 관리

초판발행 2014년 11월 5일
초판 3쇄 2016년 1월25일
지은이 허걸 외
펴낸곳 고려대학교출판문화원
www.kupress.com
kupress@korea.ac.kr
02841 서울특별시 성북구 안암로 145
02-3290-4230, 4232
Fax 923-6311
찍은곳 한국컴퓨터인쇄정보

ISBN 978-89-7641-864-7 93510

값 32,000원
* 잘못 만들어진 책은 바꿔드립니다.